Wohlfühlen & Leben

Praktische Wege für mehr Gelassenheit im Alltag, beruflichen Erfolg und persönliches Wohlbefinden

Bettina Behrens (Hrsg.)

Wohlfühlen & Leben

Praktische Wege für mehr Gelassenheit im Alltag, beruflichen Erfolg und persönliches Wohlbefinden

IMPRESSUM

Webseite: www.bettina-behrens.com
Umschlaggestaltung: Aleksandra Kovacic
Urheberrechte Einzelfotos: Die Urheberrechte sind bei dem jeweiligen Foto, Grafik oder Schaubild angegeben.

Haftungsausschluss und weitere Hinweise finden sich am Ende des Buches.

ISBN 9798869954244

Vorwort

"Wohlfühlen & Leben" ist ein persönlicher Ratgeber für mehr Selbstverantwortung und Selbstbewusstsein. Dieses Buch wurde geschrieben, um einfache und pragmatische Wege sowie Werkzeuge aufzuzeigen, die jeden im Alltag praktisch unterstützen können. Wenn man täglich viele Aufgaben und Herausforderungen erfolgreich angeht, fehlen oft die Inspiration und neue Ideen für das eigene Wohlbefinden.

Sechs Expertinnen und Experten, darunter Coaches, Mentoren, Gesundheitsexperten und Heilpraktikerinnen sowie ein Psychoonkologe und Neurowissenschaftler, haben sich hier zusammengefunden, um mit ihren Erfahrungen und ihrem Wissen möglichst viele Menschen in ein erfülltes und glückliches Leben zu führen.

Katja Schüre eröffnet die Reise mit dem Gedanken, dass Glück sich einrichten lässt. Die Leserinnen und Leser werden dazu eingeladen, ihr Zuhause und somit ihr Leben bewusster zu gestalten und durch gezielte Maßnahmen ein größeres Gefühl von Wohlbefinden zu bekommen.

Antje Busbach schreibt darüber, wie im Einklang mit sich selbst und der Melodie des Lebens gelebt werden kann. Ihre Worte ermutigen dazu, die eigene Lebensmelodie zu entdecken, zu leben und kreativ zu werden. Gestalte deine eigenen Auszeit-Momente.

Karlheinz Greim-Fürstenberg nimmt die Leserinnen und Leser mit auf die Reise zu den Ursprüngen der Gesundheit. In seinem

Beitrag erfahren sie, warum Menschen krank werden und wie präventiv gehandelt werden kann, um ein gesundes und erfülltes Leben zu führen.

Saskia Linder lädt dazu ein, das Buch der Ahnen zu öffnen und die eigene sowie die Geschichte der Vorfahren neu zu schreiben. Die Worte von Saskia sind eine Einladung, sich mit den Wurzeln zu verbinden und daraus Kraft für die Gegenwart zu schöpfen und so in der Zukunft die eigenen Flügel auszubreiten.

Milena Kostic ermutigt dazu, sich nicht von äußeren Begrenzungen einschränken zu lassen. Ihr Beitrag eröffnet Perspektiven, wie Hindernisse überwunden und das volle Potenzial entfaltet werden können. Dazu gibt Milena Kostic viele praktische Übungen für Körper, Geist und Seele aus ihrer Praxis für Physiotherapie.

Grit Arndt widmet sich einem Thema, das viele Menschen berührt: die Pflege der Eltern. In ihrem Beitrag erfahren die Leserinnen und Leser, wie wichtig es ist, sich selbst und die eigenen Bedürfnisse nicht aus den Augen zu verlieren, auch in den herausfordernden Zeiten, wenn die Eltern plötzlich zum Pflegefall werden.

Mit rund 150 Seiten ist dieses Buch kompakt, aber reich an Erfahrungen und Anregungen. Wir hoffen, dass alle Leserinnen und Leser auf ihrer persönlichen Reise zu mehr Wohlbefinden und Lebensfreude von den vielfältigen Perspektiven und Ratschlägen der Autoren profitieren werden.

Wir wünschen allen Lesern viele interessante Anregungen, inspirierende Impulse sowie ganz viel neue Energie, damit alle gut durch ihre individuellen Lebens-Situationen kommen.

Hat dir dieses Buch weitergeholfen, dann freuen wir uns über eine Rezension. Empfehle dieses Buch auch gerne weiter, damit viele Menschen praktisch unterstützt werden.

Bielefeld, im Dezember 2023

Bettina Behrens, im Namen aller Autoren

INHALTSVERZEICHNIS

***Hinweis**:*

Der einfacheren Lesbarkeit halber schreiben wir hier in der männlichen Form und danken allen (m/w/d) für ihre Flexibilität.

Katja Schüre

Glück lässt sich einrichten

In der Hektik unseres Alltags vergessen wir oft, welchen Einfluss unsere Umgebung auf unser Wohlbefinden hat. Während wir meist wenig Möglichkeiten haben, die Umgebung außerhalb unseres Zuhauses zu beeinflussen, können wir aber unsere Räume in einen energievollen Ort verwandeln. Ein Ort, an dem man sich entspannen und Energie tanken kann. Lass mich dir einen Einblick in die faszinierende Welt der Raumharmonie geben und dir zeigen, wie du schon mit kleinen Veränderungen dir dein Wohlfühl-Zuhause gestalten kannst.

Verändere deine Räume, dann verändert sich dein Leben

In meiner „feelGlück Harmonielehre" geht es darum, die Räume so zu gestalten, dass sie dich in allen Lebensbereichen kraftvoll unterstützen. Diese Lehre baut auf den bewährten Prinzipien des klassischen Feng-Shui, des Mental Coachings und der energetischen Raumheilung auf. Zudem fließen meine Erfahrungen aus über 10 Jahren Raum-Beratung mit ein. Mit dem ganzheitlichen Ansatz der „feelGlück Harmonielehre" bringst du deine innigsten Wünsche auf den Weg, stärkst deine Gesundheit und steigerst somit deine Lebensfreude.

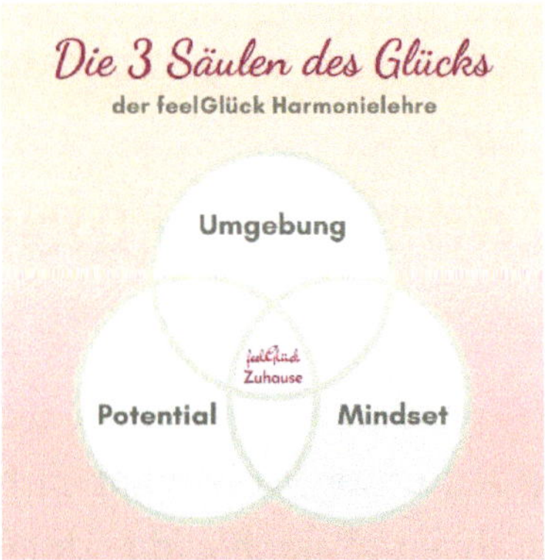

Grafik: Katja Schüre

Die Grundpfeiler des glücklichen Wohnens

Die Kombination dieser drei Säulen bildet das Fundament für ein erfülltes und glückliches Leben. Es liegt an uns, sie in Einklang zu bringen und unser Leben zu gestalten. Unsere Entscheidungen, unser Handeln und unsere Sichtweise sind dabei von entscheidender Bedeutung.

Die erste Säule ist dein eigenes Potential - die einzigartigen Fähigkeiten und Talente, die du von Geburt an in dieses Leben mitgebracht hast. Diese inneren Ressourcen sind der Schlüssel, um deine Träume zu verwirklichen und deine Ziele zu erreichen. Sie sind wie ein Schatz, den du in dir trägst und der darauf wartet, entdeckt und entwickelt zu werden.

Die zweite Säule betrifft deine Umgebung. Sie hat einen enormen Einfluss auf deine persönliche Entwicklung. Denke nur daran, wo du geboren wurdest, welche Familie dich geprägt hat, wo du heute lebst und mit wem du deine Zeit verbringst.

All diese Faktoren formen deine Erfahrungen und beeinflussen, wer du heute bist. Es ist wichtig, die positiven Aspekte deiner Umgebung zu nutzen und negative Einflüsse zu minimieren, um ein erfülltes Leben zu führen.

Die dritte Säule des Glücks ist dein Mindset - deine Denkweise, deine Emotionen und die Art zu handeln. Dein Mindset wird durch dein Potential und die Prägung deiner Umgebung geformt, dabei hast du aber immer die Freiheit, deine Handlungen bewusst zu lenken. Du kannst entscheiden, ob du positiv denkst und proaktiv handelst, um deine Ziele zu erreichen, oder ob du in alten Gewohnheiten verharren möchtest. Dein Mindset ist der Schlüssel, um das Beste aus den anderen beiden Säulen, deinem Potential und deiner Umgebung, herauszuholen. Du hast die Möglichkeit, dein Glück zu gestalten und kannst frei entscheiden, ob du geradeaus gehst, zwei Schritte zurück oder die Richtung wechselst.

Du bist der Schöpfer deines Lebens

Sei dir bewusst, dass jeder einzelne Moment und jeder Ort, den du betrittst, einen Einfluss auf dein Leben hat. Du bist ein integraler Bestandteil eines größeren Ganzen, in dem alles miteinander in Resonanz steht und von Schwingungen durchdrungen ist. Die Grundlage hierfür liegt in der Quantenphysik, insbesondere im Gesetz der Resonanz. Es besagt, dass die Energie, die du durch deine Gedanken, Gefühle und Handlungen aussendest, maßgeblich dazu beiträgt, welche Ereignisse und Erfahrungen in dein Leben treten. Mit anderen

Worten: Deine Aufmerksamkeit und deine inneren Zustände beeinflussen die Realität, die sich vor dir entfaltet. Wenn du positiv denkst und positive Gefühle hegst, ziehst du tendenziell auch positive Erlebnisse und Begegnungen in dein Leben. Hingegen, wenn du dich von negativen Gedanken und Emotionen leiten lässt, neigst du dazu, negative Ereignisse und Situationen anzuziehen. Deine Denkweise und deine Gefühle spielen eine entscheidende Rolle bei der Gestaltung deiner Realität.

Wahrnehmungsübung

Nimm dir einen Augenblick Zeit und setz dich bewusst auf einen Stuhl in deinem Zuhause. Dieser Stuhl ist mehr als nur ein Möbelstück – er ist ein Bestandteil deiner Umgebung und kann deine Stimmung und dein Befinden beeinflussen. Er besitzt eine einzigartige Form, Farbe und Materialzusammensetzung, die in dir ein Empfinden auslöst. Dieses Gefühl kann durch persönliche Erfahrungen geprägt sein, sei es positiv oder negativ. Deine persönliche Wahrnehmung ist entscheidend, denn sie kann nicht auf andere übertragen werden.

Schließe deine Augen und spüre die Beschaffenheit des Stuhls. Lass dich einen Moment lang von diesen Empfindungen leiten und sei ganz gegenwärtig in diesem Moment.

Wie fühlt sich der Stuhl an? Nimm die Oberfläche unter deinem Gesäß wahr. Ist sie glatt und kühl oder eher weich? Gibt dir der Stuhl einen bequemen Halt und Unterstützung? Fühlst du dich wohl und genießt es, darauf zu sitzen?

Betrachte nach der Übung dein Zuhause mit diesen neuen Wahrnehmungen. Was hast du für Möbel? Was lösen sie für ein Gefühl in dir aus? Warum besitzt du sie?

Die Art und Weise, wie du deine Räume gestaltest, die Farbauswahl und die Platzierung der Möbel und Gegenstände um dich herum - all das beeinflusst dich und deinen Alltag. Fühlen sich deine Räume jetzt in dieser Lebenssituation stimmig an? Das Leben ist Veränderung, und so sollten sich auch die Dinge, die uns umgeben, verändern dürfen.

Der Eingangsbereich: Der erste Eindruck zählt

Betrachte deinen Eingangsbereich. Er spielt eine wichtige Rolle für die Energiequalität in deinen Räumen. Oft nehmen wir den eigenen Eingangsbereich gar nicht mehr wirklich wahr. So oft sind wir schon nach Hause gekommen, ohne darauf zu achten, wie es gerade aussieht. Der Mensch ist von Natur aus ein Gewohnheitstier, und das führt dazu, dass wir im Lauf der Zeit die feinen Details unserer Räume übersehen.

Checkliste für den Eingangsbereich

Diese Fragen sollen dich unterstützen, deine Umgebung besser wahrzunehmen und gegebenenfalls Anpassungen vorzunehmen, um sicherzustellen, dass der Energiefluss kraftvoll in deine Räume strömt.

- **Überblick:** Gibt es ein Klingelschild? Ist erkennbar, wer alles im Haus wohnt?

- **Ankommen:** Wie sieht es vor der Eingangstüre aus? Wirst du freundlich empfangen? Was siehst du als Erstes?
- **Beleuchtung:** Ist der Lichtschalter auffindbar? Ist die Beleuchtung ausreichend?
- **Klang:** Welche Geräusche hörst du? Gibt es unerwünschte Geräusche?
- **Temperatur:** Wie ist die Raumtemperatur? Ist es zu warm oder zu kalt?
- **Duft:** Riecht es frisch und angenehm, oder gibt es störende Gerüche?
- **Farben und Dekoration:** Welche Farben dominieren? Welche Bilder oder Dekorationen ziehen deine Aufmerksamkeit auf sich?
- **Möbel und Anordnung:** Beachte die Anordnung der Möbel. Fühlt es sich beengt an? Ist genug Platz, um anzukommen?
- **Stauraum und Ordnung:** Gibt es ausreichend Stauraum, um Ordnung zu schaffen? Gibt es definierte Bereiche für die Garderobe, Schuhe und Taschen?

Ein ansprechender Eingangsbereich heißt dich und deine Gäste herzlich willkommen und schafft eine positive Atmosphäre. Alles, was beim Ankommen verunsichert, blockiert und negative Emotionen hervorruft, beeinträchtigt die Raumenergie.

Achte auf eine gute Beleuchtung, da sie den Energiefluss unterstützt und eine einladende Stimmung schafft. Du kannst die Wirkung noch verstärken, indem du verschiedene Lichtquellen wie stimmungsvolle Lichterketten verwendest.

Vielleicht platzierst du einen Bewegungsmelder, der ein Licht kurzzeitig angehen lässt oder dich mit Vogelgezwitscher begrüßt. Das ermöglicht dir ein entspanntes Ankommen.

Eine strukturierte Umgebung ist ebenfalls wichtig. Wenn alle Gegenstände ihren festen Platz haben, wird das Aufräumen wesentlich einfacher. Ein Spiegel kann in engen Fluren eine hervorragende Ergänzung sein, da er nicht nur Licht reflektiert, sondern auch den Raum optisch vergrößert. Beachte jedoch, was gespiegelt wird. Du könntest beispielsweise ein Kunstwerk oder ein Fenster mit einer schönen Aussicht spiegeln. Platziere den Spiegel jedoch nicht gegenüber der Eingangstür, da dies die Lebensenergie zurück zum Ausgang reflektieren würde.

Die Magie der Mitte

Nachdem du den Eingangsbereich gestaltet hast, ist der nächste Schritt, dich dem Mittelpunkt deiner Wohnräume zu widmen. Die Mitte ist ein besonderer Ort. Sie stellt das Herz deines Hauses dar, den Kern deiner Wohnung, den Ursprung aller Energie, die sich in deinen Wohnräumen ausbreitet. Du kannst dir das Zentrum als eine Art magischen Kompass vorstellen, der die Balance in deinem Zuhause bestimmt. Um die Mitte zu gestalten, musst du zunächst ihren Standort bestimmen. Zeichne den Grundriss deiner Wohnung oder deines Hauses auf ein Blatt Papier, umrande die Außenlinien zu einer geometrischen Form, einem Rechteck oder Quadrat. Dann kannst du durch die Diagonalen den Mittelpunkt ermitteln. Die Mitte deiner Räume sollte nicht überladen sein, damit die

Energie frei fließen kann. Auf diese Weise kann die Energie von der Mitte aus gleichmäßig in alle Lebensbereiche strahlen. In der Harmonielehre symbolisiert die Mitte Stabilität, Geborgenheit und Ausgeglichenheit.

Gestalte Deine Mitte energievoll:

- Halte die Mitte frei von Unordnung. Das hilft, den Energiefluss zu verbessern und gibt Dir ein Gefühl von Weite.
- Nutze natürliche Materialien wie Holz, Stein oder Pflanzen. Sie tragen dazu bei, das Element Erde, das für Stabilität und Sicherheit steht, zu stärken.
- Symmetrie hilft dabei, Gleichgewicht und Harmonie zu fördern. Du kannst dies erreichen, indem Du Möbel oder Dekorationsstücke in einer symmetrischen Anordnung platzierst. Runde Formen, wie ein Bild, eine Lampe oder einen runden Teppich verankern die Energie in Deiner Mitte.
- Wähle Farben, die Ruhe und Harmonie ausstrahlen, wie Beige, Braun oder sanfte Erdtöne. Diese Farben fördern ein Gefühl von Wohlbefinden und Ausgeglichenheit.
- Ein gut beleuchtetes Zentrum ist einladend und energetisierend. Verwende indirektes Licht oder Kerzen, um eine warme und gemütliche Atmosphäre zu schaffen.

Die Kraft der Farben

In der Harmonielehre sind Farben weit mehr als nur ein ästhetisches Element, denn sie haben die einzigartige Fähigkeit, die Lebensenergie eines Raumes zu beeinflussen, da sie mit den verschiedenen Lebensbereichen in Verbindung zu stehen. Jede Himmelsrichtung, von Norden über Süden bis zu Osten und Westen, ist eng mit einem einzigartigen Lebensaspekt verknüpft. Diese Aspekte reichen von Gesundheit und Wohlstand bis hin zu Liebe und Spiritualität. Die Wahl der richtigen Farben kann dabei helfen, bestimmte Lebensbereiche zu stärken und zu unterstützen, insbesondere jene, die vielleicht unausgeglichen erscheinen. Darüber hinaus haben Farben direkten Einfluss auf deine Stimmung. Ein Raum, der in warmen, freundlichen Farben gestaltet ist, kann eine behagliche Atmosphäre schaffen und dir ein Gefühl der Geborgenheit vermitteln. Helle, frische Farbtöne können deine Energie heben und dir ein Gefühl von Leichtigkeit und Freude geben. Dunkle, beruhigende Farben wiederum können Entspannung und Gelassenheit fördern.

Farben können somit dazu beitragen, die Lebensenergie in Einklang zu bringen und die harmonische Entwicklung der verschiedenen Lebensbereiche zu unterstützen.

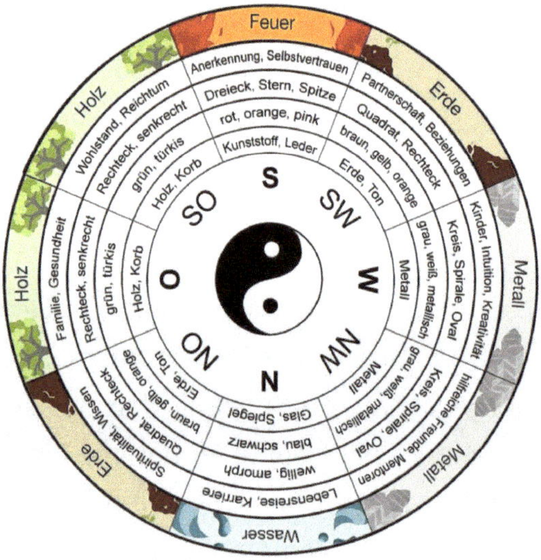

Der Lebenslageplan (Grafik: Katja Schüre)

Blau (Norden): Blau symbolisiert Ruhe, Frieden und Gelassenheit. Im Norden, der für Karriere und Lebensweg steht, hilft Blau, Stress abzubauen und eine entspannte Atmosphäre zu schaffen. Daher findet es oft Anwendung im Büro und Schlafzimmer.

Gelb und Brauntöne (Nordosten und Südwesten): Gelb steht für Freude und Glück. In den Bereichen des Nordostens und Südwestens, die mit Wissen, Weisheit und Beziehungen in Verbindung stehen, schafft Gelb eine warme und einladende Umgebung. Braun wird oft mit Stabilität, Bodenständigkeit und Sicherheit in Verbindung gebracht. Es strahlt eine beruhigende und erdende Energie aus. Dies kann im Wohnzimmer

Anwendung finden, um die zwischenmenschlichen Beziehungen zu stärken.

Grün (Osten): Grün symbolisiert Wachstum, Gesundheit und Harmonie. Der Osten ist der Bereich für Familie und Gesundheit, und Grün fördert diese Aspekte. Es wird oft in Wohnräumen und Gärten eingesetzt, um eine produktive und ausgewogene Umgebung zu schaffen. (Südosten): Grün repräsentiert auch die Aspekte von Wohlstand und Fülle. Die Wahl von Grüntönen in diesem Bereich kann dazu beitragen, den Fluss von Wohlstand und finanzieller Stabilität zu unterstützen. Grüne Pflanzen oder grüne und goldene Dekorationen werden häufig in südöstlichen Bereichen verwendet, um den Bereich des finanziellen Wohlstands und der Fülle zu stärken.

Rot (Süden): Rot repräsentiert Leidenschaft, Energie und Aktivität. Es ist mit dem südlichen Lebensaspekt, der für Ruhm und Anerkennung steht, verbunden. Deshalb wird Rot oft im Süden, wie im Esszimmer oder im Eingangsbereich, verwendet, um die Lebensenergie zu steigern und die Aufmerksamkeit auf diesen Bereich zu lenken.

Grau (Westen): Grau repräsentiert Struktur und Klarheit. Der Westen steht mit Kreativität und Kindern in Verbindung. Die Farbe Grau wird oft verwendet, um die Kreativität zu fördern und eine klare, unbeschwerte Umgebung zu schaffen. Es betont den Fokus auf die Entwicklung von kreativen Fähigkeiten und die Förderung von Kindern.

(Nordwesten): Grau steht im Nordwesten auch für Unterstützung, Hilfe von Mentoren und Reisen. Diese Farbe kann dazu beitragen, eine ruhige, klare und strukturierte Umgebung zu schaffen, die förderlich für die spirituelle Entwicklung und die Suche nach Wissen ist.

Die Umsetzung in deinen Räumen

Die Einrichtungsbeispiele verdeutlichen, wie die Anordnung von Möbeln dazu beitragen können, die Energie im Raum zu harmonisieren und die gewünschten Qualitäten in einem Lebensbereich zu unterstützen.

Wohnzimmer: Besorge dir einen bequemen Sessel in warmen Rot- oder Orangeton, um deinen Lieblingsplatz zu gestalten, an dem du dir Zeit für dich nimmst und gleichzeitig deine Anerkennung im Außen unterstützt. Stelle dazu Kerzen auf, um die kraftvolle Energie des Südens zu betonen.

Schlafzimmer: Verwende helle, beruhigende Grüntöne für deine Bettwäsche und Wandfarben, um deine Gesundheit zu stärken und die gesundheitsfördernde Energie des Ostens zu betonen. Stelle Zimmerpflanzen oder dekorative Holzmöbel auf, um das Holz-Element zu verstärken.

Esszimmer: Gelbe Wände im Essbereich strahlen Fröhlichkeit und positiver Energie aus. Sie können eine einladende und gesellige Atmosphäre schaffen, was ideal ist, um Gäste zu empfangen und gemeinsame Mahlzeiten zu genießen. Platziere dazu einen runden Esstisch mit stabilen, bequemen Stühlen. Ein runder Tisch fördert eine harmonische und gleichberechtigte Kommunikation.

Fallbeispiel: Die Familie Müller*

„Als Mentorin für Wohn- und Lebensglück begleitete ich die Familie Müller auf einer inspirierenden Reise in die Veränderung. Vor unserer Zusammenarbeit fühlten sie sich in ihrem eigenen Zuhause oft unwohl und distanziert zueinander. Ihr Wohnzimmer war überfüllt mit einer wirren Sammlung von Möbeln und Dekorationen und sie fanden keinen gemeinsamen Bereich, an dem sie alle zusammensitzen konnten. Die Energie im Haus war angespannt und kraftraubend.

Ich untersuchte den Grundriss und die Räume, um Möglichkeiten für eine Umgestaltung des Hauses zu finden. Mein Ziel war es, eine harmonische Umgebung zu schaffen, die nicht nur die Kommunikation innerhalb der Familie förderte, sondern auch ihr allgemeines Wohlbefinden steigerte. Die Familie startete damit, den Energiefluss im Haus zu optimieren. Sie beseitigten überflüssige Möbel, schafften mehr Raum und ermöglichten so der Energie, ungehindert durch die Räume zu fließen. Dies führte rasch zu einem Gefühl von Leichtigkeit und Ruhe im gesamten Haus. Die Wahl der Farben war ein weiterer bedeutender Schritt. Gemeinsam entschieden wir uns für einen sanften, harmonischen Farbton an den Wänden im Wohnzimmer. Das Wohnzimmer erstrahlte im Sitzbereich in beruhigendem Grün, das das Stressniveau senkte und ein Gefühl der Entspannung hervorrief. Zimmerpflanzen wurden in verschiedenen Bereichen platziert, um die Raumenergie weiter zu steigern. Ein kleiner Zimmerbrunnen im Norden des Wohnzimmers sorgte für ein beruhigendes Plätschern und eine bessere Luftqualität.

Die Umgestaltung des Essbereichs war ein weiterer wichtiger Schritt. Ein alter, runder Tisch aus dem Keller wurde aufgearbeitet und ersetzte den eckigen Esstisch. Dies schuf einen Ort für harmonische Begegnungen. Familie Müller verbrachte gemütliche Abende miteinander, genoss Spieleabende und lachte wieder gemeinsam. Die Kinder schliefen ruhiger und zeigten sich entspannter, was sich positiv auf ihre schulischen Leistungen auswirkte. Die Eltern bemerkten, dass sie sich nach einem anstrengenden Arbeitstag in der entspannten Atmosphäre ihres Wohnzimmers wesentlich schneller erholten. Die Familie Müller war begeistert von den Veränderungen in ihrem Zuhause, die sich unmittelbar auf ihre Beziehungen, ihr Wohlbefinden und ihre Produktivität auswirkten."

Gesund Schlafen: Die Kunst der Schlafzimmergestaltung

Das Schlafzimmer spielt für die Gesundheit eine wichtige Rolle. Es ist der Ort, an dem man viele Stunden in der Nacht verbringt. Ein harmonisch gestaltetes Schlafzimmer trägt nicht nur zu einem besseren Schlaf bei, sondern fördert auch die körperliche Regeneration.

Tipps für ein gesundes Schlafzimmer

Gestalte dein Schlafzimmer mit natürlichen Materialien wie Holz, Baumwolle und Leinen. Sie verleihen deinem Raum eine erdende Energie und sorgen gleichzeitig für bessere Luftqualität. Ein gut platziertes Bett und die Verwendung von Vorhängen oder Jalousien, die das Licht regulieren, können entscheidend zu einem gesunden Schlaf beitragen. Stelle dein Bett so auf, dass du die Tür und das Fenster im Blick hast, während du im Bett liegst. Das schafft ein Gefühl von Sicherheit und vermittelt dir die Kontrolle über deine Schlafumgebung, was zur Ruhe und Entspannung beiträgt.

Reduziere die elektronischen Geräte wie Fernseher, Radiowecker und Smartphones auf das notwendigste im Schlafzimmer, denn sie können deinen Schlaf beeinträchtigen. So schaffst du einen Raum der Ruhe, der dir einen erholsamen Schlaf ermöglicht. Beruhigende Farben wie sanftes Blau, zartes Grün oder warmes Beige für die Wände und Bettwäsche schaffen eine entspannende Atmosphäre. Ein aufgeräumtes Schlafzimmer mit einer begrenzten Anzahl an Dekorationen hilft dir, deine Gedanken zu beruhigen. Du kannst gezielt ausgewählte harmonische Symbole oder Bilder platzieren. Diese Gegenstände sollten dich an schöne Momente erinnern und dir ein Lächeln auf dein Gesicht zaubern.

Fallbeispiel: Eheleute Schmidt*

„Die Eheleute Schmidt, beide in den späten 60ern, befanden sich in einer Phase ihres Lebens, in der Gesundheitsprobleme und

Schlafstörungen ihre Lebensqualität erheblich beeinträchtigten. Schlafprobleme und körperliche Beschwerden, wie Rückenschmerzen und Verspannungen, schienen alltäglich geworden zu sein. Mit den Jahren hatten sie sich an viele Dinge gewöhnt, auf ihr Alter geschoben und so hingenommen. Dazu gehörte auch ihr Schlafzimmer, in dem sie schon lange nichts mehr verändert hatten. Ihre Tochter, die von der positiven Wirkung der feelGlück Beratung gehört hatte, überredete ihre Eltern, mich für eine Schlafzimmeranalyse zu konsultieren. In der ersten Beratungssitzung sprachen die Schmidts offen über ihre Schlafprobleme und die allgemeine Unzufriedenheit mit ihrer Gesundheit. Nach einer gründlichen Analyse erstellte ich einen Plan zur Neugestaltung des Schlafzimmers.

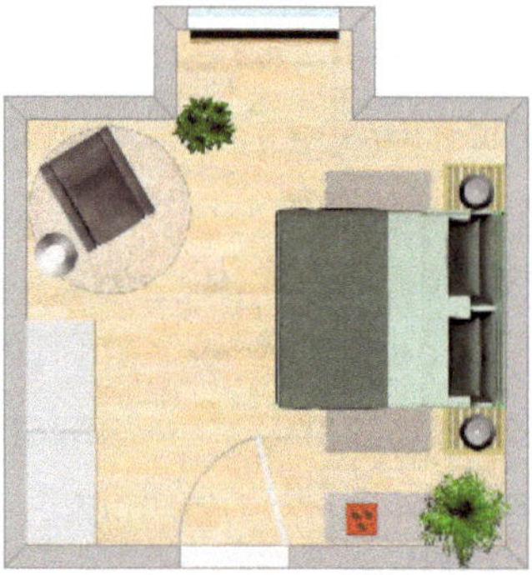

Die Schlafzimmer-Gestaltung der Eheleute Schmidt

(Grafik: Katja Schüre)

Sie arrangierten die Möbel neu, um den Energiefluss zu optimieren. Ihr Bett wurde so platziert, dass es freien Blick auf die Tür hatte, um ein Gefühl der Sicherheit zu schaffen. Jede Bettseite wurde gleichwertig mit einem Nachttisch, einer Lampe und einem Bettvorleger symmetrisch gestaltet. Die Idee hinter dieser Gestaltung ist, dass Symmetrie in der Umgebung die Beziehungssymmetrie widerspiegelt und ein Gefühl der Gleichberechtigung und des Gleichgewichts schafft. Paare sollen sich so auf Augenhöhe fühlen und gemeinsam in Harmonie ruhen. Ein weicher Bettvorleger kann dazu beitragen, dass der Morgen sanfter beginnt. Wenn man morgens aus dem Bett steigt, berührt man zuerst den weichen und warmen Vorleger anstelle von kaltem Boden. Eine dimmbare Nachttischlampe bietet Flexibilität und Anpassungsfähigkeit. Am Abend können sie auf eine sanfte, gedimmte Helligkeit eingestellt werden, um eine entspannte Atmosphäre im Schlafzimmer zu schaffen. Dies ist besonders hilfreich, um vor dem Schlafengehen zur Ruhe zu kommen.

Der Kleiderschrank wurde ausgemistet und die Schrankwand wurde um ein Element reduziert. So entstand ein Bereich für einen gemütlichen Rückzugsort, der durch einen runden Teppich und einen Sessel mit Leselampe gestaltet wurde. Das hatte sich Frau Schmidt immer gewünscht, um dann auch in Ruhe lesen zu können, wenn ihr Mann Fußball im Wohnzimmer schaute. So saß sie gemütlich im Sessel und musste sich nicht am frühen Abend schon ins Bett legen, denn das tat ihrem Rücken nicht besonders gut. Sanfte, beruhigende Farben wie Braun und Grün wurden für die Wände und die Bettwäsche gewählt. Diese Farben sollten Ruhe und Entspannung fördern.

Nach der Umsetzung bemerkten die Schmidts eine erstaunliche Veränderung. Beide konnten schneller einschlafen und wachten am Morgen wesentlich entspannter auf. Rückenschmerzen und Verspannungen waren deutlich reduziert, was zu einem Anstieg ihres Wohlbefindens führte. Das neu gestaltete Schlafzimmer trug dazu bei, ihre Bindung zu stärken. Sie fanden wieder Freude an gemeinsamen Momenten. Die Verbesserung ihres Schlafs hatte positive Auswirkungen auf ihre Gesundheit im Allgemeinen. Sie fühlten sich energiegeladener und aktiver, was es ihnen ermöglichte, wieder aktiver ihren Alltag zu genießen. Durch das Mehr an Bewegung wurden auch ihre Verspannungen im Rücken deutlich besser.

Die Schmidts sind ein inspirierendes Beispiel dafür, wie durch die Veränderungen im Schlafzimmer nicht nur die Schlafqualität, sondern auch die Lebensqualität erheblich verbessert wurde." (*Der Name wurde von mir aus Datenschutzgründen ausgetauscht)

Mit diesen unterschiedlichen Empfehlungen möchte ich dich einladen, deren Wirkung selbst einmal auszuprobieren. Deine Räume sollten für dich zu einem Ort der Erholung, Inspiration und des Glücks werden. Ich wünsche dir ganz feelGlück dabei!

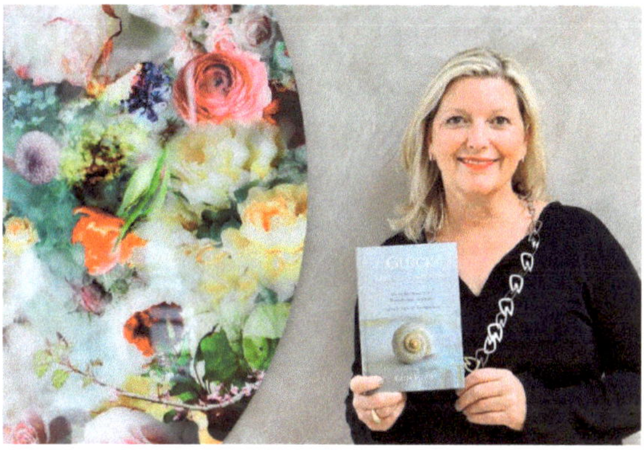

Der Ratgeber ‚Glück lässt sich einrichten' (Foto: Katja Schüre)

Über die Autorin

Katja Schüre ist Mentorin für Wohn- und Lebensglück und begleitet Menschen mit großer Leidenschaft auf ihrem Weg in ein harmonisches Wohlfühl-Zuhause. Sie ergänzte ihr Wissen als Diplom Designerin durch das klassische Feng-Shui, die energetische Raumheilung und das Mindset Coaching. Neben ihrer Beratungstätigkeit unterrichtet sie als Dozentin an verschiedenen Hochschulen.

Aus ihrem ganzheitlichen Wissen und ihrer Beratungstätigkeit entwickelte sie die „feelGlück Harmonielehre". Eine sehr effektive und wirkungsvolle Methode für ein glückliches und erfülltes Leben, die die Verbindung zwischen dem Menschen und seinen Räumen stärkt und auf die individuellen Bedürfnisse und Wünsche der Bewohner abgestimmt ist. Sie begleitet ihre Kunden dabei, ihre Räume in einen Ort des Wohlbefindens, der Inspiration und des Glücks zu verwandeln. Durch eine harmonische Einrichtung, die Auflösung von räumlichen Blockaden und die Visualisierung von Wünschen entsteht Raum für neue Möglichkeiten und persönliches Wachstum.

Ihr Ratgeber ‚Glück lässt sich einrichten' gibt einen wunderbaren Einblick in die „feelGlück Harmonielehre". Anhand inspirierender Tipps, Bilder und Checklisten kann man die Ideen leicht umsetzen und deren Wirkung schon bald spüren. Aktuelle Infos zu den unterschiedlichen Angeboten gibt es auf der Website.

Website: https://feel-glueck.koeln/

SCAN ME

Antje Busbach

Leben im Einklang – die Melodie deines Lebens

Beginnen möchte ich mit meiner Vision: Möglichst viele Menschen zu motivieren, 100% Verantwortung für ihr eigenes Leben zu übernehmen, raus aus der Opferrolle zu führen, aus dem unbewussten Zustand, rein ins verantwortungsvolle Mindset. Gleichzeitig sich jeden Tag positiv neu auszurichten und mithilfe der Epigenetik durch die individuelle Lebensweise die eigene Genaktivität zu beeinflussen und dabei ihr eigenes Leben zu führen. Wünschen wir uns das nicht alle? Ein Leben im Einklang, einen Alltag, in dem wir uns wohlfühlen und unser Glück leben.

Das ist möglich, aber die Werbung suggeriert uns etwas anders. Zum Beispiel sehen wir Werbung für bequeme Wohnzimmersessel, verbunden mit den Worten, den Alltag hinter sich zu lassen und zu entspannen. Hier ist aber doch dann Entspannung das Gegenteil vom Alltag. Ich behaupte, dass viele Menschen nicht mehr entspannen können. Sie suchen und finden Zerstreuung, Ablenkung, Anderes als „Normal" oder auch Abschaltung, vielleicht sogar Betäubung. Sie leben zwischen zwei Polen und jagen von einem nämlich Arbeit (=Überspannung) zum anderen Freizeit (=Entspannung). In unserer hektischen Welt, in der Stress und Druck oft den Ton angeben, ist es wichtig, Zeit für Selbstreflexion und persönliches Wohlbefinden und somit Gleichgewicht und Harmonie zu finden. Wohlbefinden ist weit weg, wenn eine Dysbalance in der Umsetzung deiner Bedürfnisse besteht, dir Menschen oder Dinge in deiner Umwelt zusetzen oder dir ein klares Ziel vor Augen fehlt. Dann ist es auch nur noch ein kurzer Weg zur Unzufriedenheit. Wenn der Zustand der Unzufriedenheit länger anhält oder der Auslöser stark ausgeprägt ist, dann schlägt das nicht nur aufs Gemüt, sondern kann ernsthafte Konsequenzen nach sich ziehen.

Zu den Anzeichen für fehlendes Wohlbefinden gehören unter anderem:

- Appetitlosigkeit
- Fehlende Energie
- Höhere Anfälligkeit für Krankheiten
- Kopfschmerzen
- Müdigkeit
- Schlaflosigkeit
- Schlappheit
- Schlechte Laune
- Stress

Ganz plump ausgedrückt, führt fehlendes Wohlbefinden zu einer weiteren Konsequenz, die sich sehr gravierend auf deine Lebensqualität auswirkt. Du bist unglücklich. Und das sollte nun wirklich kein Dauerzustand sein. Diesen Zustand kannst du mit ungenutzten Musikinstrumenten vergleichen. Sie werden eine ganze Zeit nicht benutzt und wenn du sie spielen möchtest, sind sie verstimmt. Auch das Stimmen, wie man es z.B. von der Geige her kennt, hilft hier nur kurzfristig. Die Seiten erinnern sich nicht an den optimalen Zustand. Und wechselt zwischen

Anspannung und Entspannung hin und her. Was zur Folge hat, dass es immer unschön, unharmonisch und schief klingt. Dann hilft es, die Seite einmal komplett zu entspannen und sie danach kontrolliert wieder zu spannen. Wenn die Geige aber regelmäßig gespielt und gut pflegt wird, benötigt sie jeweils immer nur kleine Regulierungen in den Tonhöhen. Bei uns Menschen ist es ähnlich. Wenn ich mich, und alle meine Anteile, also Körper, Geist und Seele, regelmäßig bewege und pflege, benötigt es im Regelfall immer nur kleine Regulierungen. In dem Moment, indem wir Zuviel geben, zu aktiv, überspannt sind, verlassen wir unsere ausgeglichene Grundspannung. Mit dem Ergebnis, dass wir unsere Fähigkeit „in uns zu spüren“ verlieren. Wir verlieren den Kontakt zu uns und zu der Situation, weil wir im Kopf sind. Viel Energie ist damit im Kopf gefangen und steht auf anderen Ebenen nicht mehr zur Verfügung. Spüren und in sich hinein spüren hingegen verhindert Spannung. Wir sind im Jetzt. Wir treten in Kontakt zu allem, was ist. Und Körper, Geist und Seele können gleichzeitig sein. Unsere Energie ist im Fluss.

Je größer deine Blockade ist, desto mehr Lösungsenergie enthält sie auch. Wenn du in eine Situation hineinspürst, unterstützt dich die Energie, die hier zugrunde liegt, bei der Lösung. Es wird immer Phasen im Leben geben, in denen du das Gefühl hast, dass dein Wohlbefinden definitiv noch steigerungsfähig ist. Der Schlüssel zum Erfolg für ein glückliches und zufriedenes Dasein bist dabei du selbst. Du hast mehrere Möglichkeiten, dein Wohlbefinden zu verbessern: auf äußerer Ebene, auf physischer Ebene und auf psychischer Ebene. Die äußere Ebene ist eine sehr individuelle, denn nur du kannst darüber entscheiden, was dich an deinen Lebensumständen glücklich macht und wo noch eine Verbesserung notwendig und möglich ist. Deshalb ist es an dieser Stelle wichtig, dass du auf deine Intuition hörst. Verändere Dinge, die dich unwohl fühlen lassen und deiner Zufriedenheit im Weg stehen. Sei es eine berufliche Neuorientierung, ein Umzug oder ein neues Hobby.

Die frohe Botschaft lautet: Das Leben hat dir mehr zu bieten, aber du musst etwas dafür tun, losgehen und etwas verändern. Beginne erst einmal damit, darauf zu achten, wann du jemand anderem die Schuld für deine Gefühle gibst. Übernimm Verantwortung für dich und deine Handlungen. Sei wirklich ehrlich zu dir selbst. Das ist erst einmal nicht angenehm. Niemand trägt gerne die volle Verantwortung. Doch wenn du es tust, wirst du das Leben meistern.

Träume groß – sei mutig

Träume sind überlebenswichtig und sie versüßen deinen Alltag mit Magie. Wir sehnen uns nach Märchen und Magie. Träume liefern sie dir direkt vor die Tür. Sei noch etwas mutiger und wage es, an deine Träume zu glauben. Entdecke in ihnen deine Leidenschaft und lebe sie in dem Maß, welches dir heute möglich ist. Und wachse. Täglich. Vielleicht ja sogar über dich hinaus. Sei dankbar. Nimm dir jeden Abend fünf Minuten und schreibe drei Dinge auf, für die du dankbar bist. Achte mal darauf, wie es sich anfühlt, wenn du diese Momente bewusst noch einmal durchlebst. Es steigert sofort die Stimmung und lenkt deine Aufmerksamkeit auf all die schönen Situationen und Gefühle in deinem Leben – weg von den Problemen, Herausforderungen und Rückschlägen. Du wirst häufiger lächeln und häufiger angelächelt werden und so verstärkt sich der Effekt jeden Tag von selbst, wenn du es konsequent durchziehst.

Lerne Rituale zu lieben

Mache deine Routine zu einem Ritual. Hole dir ein besonderes Duschbad mit deinem Lieblingsduft und genieße es, deinen Körper morgens damit zu verwöhnen. Nimm die Mahlzeiten ganz bewusst und an einem gemütlichen Ort ein. Veranstalte am Wochenende regelmäßig einen Brunch oder ein Kaffeekränzchen. Lade tolle Menschen dazu ein. Lass es zu einem Ritual werden, auf das du dich freust und das dir die Kostbarkeit deines Lebens im Alltag immer wieder bewusst macht.

Zeit ohne Ablenkung – was ist denn das?

Solltest du wie viele Menschen heute einen vollgestopften Alltag haben, nutze die Zeiten in der Bahn, an der Bushaltestelle, im Stau, wo auch immer, um dich selbst nach und nach kennen zu lernen. Widerstehe dem Drang, jede nur mögliche Ablenkung zu nutzen und sage dir, dass du es für dich tust. Deine Hand wird schnell zum Smartphone greifen oder das Radio einschalten, doch stoppe sie, so oft es dir gelingt. Es wird nicht leicht. Sei nicht zu streng und freue dich über jedes Mal, wo es dir gelingt.

Nutze diese Zeit für dich, um dir Fragen zu stellen. Wie geht es mir? Was mache ich gerne? Was habe ich heute Schönes erlebt? Viele solcher und ähnlicher Fragen. Versuche dich auf das zu konzentrieren, was dabei in dir hochkommt. Starte mit 2-3 Minuten. Und verlängere dann die Zeit. So wirst du endlich dem wichtigsten Menschen in deinem Leben die Aufmerksamkeit schenken, die er so vergeblich bei allen anderen sucht. Und irgendwann, mit etwas Übung, wirst du ihm auch begegnen und dich nicht mehr so leer und allein fühlen, wie es jetzt vielleicht oft der Fall ist. Wir versuchen so oft, andere Menschen zu verstehen, dabei müssen wir mehr uns selbst verstehen.

Der nächste Schritt folgt direkt danach: **Beobachte dich und deinen Alltag**

Nimm dir immer mal wieder ein paar Sekunden Zeit, schaue vom Smartphone, Buch, Computer oder Fernseher auf oder nutze den Moment, wenn deine Verabredung sich verspätet, und sieh dich um. Schließe die Augen und rieche, spüre den Wind oder die wärmende Sonne auf der Haut, höre deinem Magengrummeln zu, beobachte die Menschen, die neben dir sitzen oder dein Haustier. Diese kleine Geste holt dich aus dem Hamsterrad und dem Automatismus in die wirkliche Welt.

Sei wie du bist – es kommt eh raus!

Es wird wahrscheinlich eine gewisse Überwindung und Übung erfordern. Bist du heute traurig? Dann zwinge dich nicht dazu, mit einem breiten Lächeln durch das Büro zu gehen. Das kostet dich viel Energie und macht dich auch nicht sympathischer. Es ist interessant, warum wir oft glauben, dass die Menschen uns mehr mögen, wenn wir "perfekt" oder "gut drauf" sind. Tatsächlich wissen wir alle selbst, dass uns Menschen sympathischer sind, die genauso verrückt und eigen sind wie wir selbst. Habe den Mut, dich so zu zeigen, wie du dich fühlst, und lass dich überraschen, welche Erleichterung das in deinen Beziehungen und deinem Umfeld bewirken kann.

Sei geduldig – Ist Geduld für dich ein Fremdwort?

Dein Leben wird sich nicht schlagartig verändern. Vielleicht geht es so schleichend, dass du es gar nicht merkst. Da hilft es zurückzublicken. Und deine Schritte zu dokumentieren. Vielleicht in Form von einem Tagebuch oder einzelnen kleinen Zetteln. Nur wenn du Ziele, Visionen, mögliche Schritte vorab aufschreibst, kannst du im Nachgang schauen, dass du sie bereits erreicht hast. Habe Geduld mit dir selbst und wirf ab und zu einen Blick zurück, um festzustellen, dass du mehr Ziele erreicht hast, als du bemerkt hast.

Einen Scheiß musst du

Bleib locker, einen Scheiß musst du. Wer gibt dir denn die Schlagzahl in deinem Leben vor? Gar nichts musst du. Wenn du dich sagen oder denken hörst, dass du dir noch Zeit für dich nehmen MUSST und eigentlich gar keinen Bock darauf hast, dann erlaube dir, es ausfallen zu lassen. Manchmal ist weniger mehr. Lieber in wenigen, kleinen Schritten leicht und freudvoll vorwärts kommen, als wie ein Pferd hinter irgendeiner Möhre herzulaufen und aus dem Takt zu kommen.

Für das **physische und psychische Wohlbef**inden kann ich dir die folgenden konkreten Tipps geben:

Auch wenn das Wohlbefinden häufig mit unserer geistigen Empfindung in Verbindung gebracht wird, kann ein gesunder Geist nur in einem gesunden Körper wohnen. Dein Körper und deine Psyche sind unmittelbar miteinander verbunden. Willst du im Einklang sein, dann solltest du alle Ebenen beachten. Auf der einen Seite geht es darum, tatsächlich in Bewegung zu kommen und auf der anderen Seite kannst du dir deine Gedanken und Verhalten aus anderen Perspektiven anschauen und entdeckst damit neue Möglichkeiten und Ansätze.

Eine Möglichkeit, dein körperliches Wohlbefinden zu steigern, sind Entspannungstechniken wie Meditation, Autogenes Training und Yoga. Diese Methoden sind nicht nur ideal, um dich vom Alltag zu erholen und aktiv Stresssymptomen entgegenzuwirken. Sie helfen dir auch dabei, ein besseres Körpergefühl zu haben. Auf diese Weise kannst du dich leichter darauf konzentrieren, was dein Körper braucht und was ihm guttut. Auch wenn es immer "Sport ist Mord" heißt: in Wahrheit ist eine weitere wichtige Stütze für ein körperliches Wohlbefinden ausreichend Bewegung. Du kannst zum Beispiel eine halbe Stunde Bewegung in deine Morgenroutine einbauen oder dich in die Trainings von einem Verein einschreiben. In jedem Fall trägt die Bewegung dazu bei, dass du dich gesünder, fitter und leistungsfähiger fühlst. Die dabei ausgeschütteten Glückshormone sind ein weiterer Boost für dein Wohlbefinden. Bei all der Aktivität darf natürlich ein harmonisches Gegengewicht nicht fehlen, nämlich genug und guter Schlaf. Ausreichend zu schlafen, kommt im häufig vollgepackten Wochenplan gern einmal zu kurz. Dabei ist erholsamer Schlaf unglaublich wichtig für die Regeneration deines Körpers und damit auch deines Geistes. Ein weiterer Baustein für dein körperliches Wohlbefinden ist eine gesunde und ausgewogene Ernährung. Dein Organismus kann nur das verwerten, was du ihm gibst. Entsprechend kann es deine Gesundheit und auch dein Körpergefühl enorm steigern, wenn du Nahrung zu dir nimmst, die dir guttut. Setze auf genügend Abwechslung, frische Zutaten und die richtigen Nährstoffe und streiche dafür weniger vorteilhafte Inhaltsstoffe wie Alkohol, Zucker und Konservierungsstoffe am besten ganz.

Obwohl du dich in deinem Körper gesund und wohl fühlst, kann dein Kopf anders empfinden. Gerade auf mentaler Ebene gibt es unglaublich viele Faktoren, die auf dein Wohlbefinden einwirken. Unternimm gezielt Dinge, die dich mental positiv beeinflussen und dir helfen, glücklich zu sein. Einige Möglichkeiten sind u.a.:

Auszeiten: Erholung für deinen Geist hilft dir nicht nur, Abstand zu gewinnen und dich wieder besser auf Wesentliches zu konzentrieren. Auszeiten können dir zudem Gelegenheit für Selbstreflexion geben und dich dabei unterstützen, innere Ruhe zu empfinden und mehr davon zu unternehmen, was deine Akkus wieder auflädt.

Selbstverwirklichung: Ein anderer wichtiger Punkt ist, dass du Erfüllung in dem findest, was du tust. Das erreichst du am ehesten, wenn du dein Leben mit den Dingen füllst, die du liebst. Diese Form der Selbstverwirklichung kann dir eine tiefe Zufriedenheit verleihen. Manchmal wird der Effekt noch stärker, wenn du dabei Gutes für andere tust.

Achtsamkeit = Achtung = Interesse: Bei den tausenden Eindrücken, die täglich auf dich einprasseln, kann es für dein Wohlbefinden unglaublich förderlich sein, wenn du ganz bei dir bist. Mache Achtsamkeitsübungen, spüre Dankbarkeit für alles, was dich umgibt und lerne, dich bedingungslos selbst zu lieben.

Soziales Umfeld: Natürlich hängt dein Wohlbefinden nicht ganz allein von dir und deinen eigenen Gedanken und Gefühlen ab.

Eine wahre Quelle an Glück und positiver Energien kann der Kontakt zu anderen Menschen sein. Wenn sie denn positiv und unterstützend sind. Pflege Freundschaften, genieße Zeit mit Partner und Familie oder wage das Abenteuer, neue Menschen kennenzulernen. In jedem Fall bringen diese Interaktionen viele Gelegenheiten mit sich, zu lachen, sich auszutauschen, Nähe zu empfinden und sich einfach wohlzufühlen.

Positive Grundeinstellung: Zu guter Letzt hat dein psychisches Wohlbefinden viel mit deiner Sicht auf die Dinge zu tun. Neigst du dazu, im Leben eher positiv zu denken, wird es dir leichter fallen, dein Glück nicht zu stark von negativen Situationen abhängig zu machen. Finde Freude in kleinen Dingen, verzeih, um ungewollten Groll loszuwerden und genieße das Leben.

Du bist verantwortlich für dein Wohlbefinden

Dein Wohlbefinden liegt ganz allein in deiner Hand. Im Leben gibt es mit Sicherheit immer wieder Dinge, die dich dabei straucheln lassen. Sei es von außen, über deine Gesundheit oder in deinem Geist. Sei dir in solchen Momenten bewusst, dass dein Wohlbefinden ein sehr vielschichtiges Konstrukt ist. Auch wenn ein Pfeiler wackeln mag, gibt es viele weitere, auf die du dich konzentrieren und für die du Dankbarkeit empfinden kannst. Lass dich also nie von deinem Ziel, glücklich zu sein und dich im Leben wohlzufühlen abbringen. Das bist du dir selbst schuldig. Es gibt einen Grund, warum so viele brillant talentierte, natürlich kreative, intelligente und fähige Menschen ihr Potenzial nie erreichen, und es ist ganz einfach ein Mangel an Orientierung. Selbst wenn du ein vages Ziel vor Augen hast, brauchst du immer noch einen Plan, einen Prozess, um dorthin zu gelangen. Du kannst das teuerste und schnellste

Auto der Welt haben, aber wenn du losfährst, ohne eine klare Vorstellung zu haben, wo du hinmöchtest, wirst du ganz wo anders ankommen, als du es wolltest. Meines Erachtens ist der erste Schritt auf dem Weg zum Wohlfühlen und Glücklichsein die Achtsamkeit im Alltag. Das bedeutet, bewusst im Hier und Jetzt zu leben, anstatt sich von Sorgen über die Zukunft oder Gedanken an die Vergangenheit überwältigen zu lassen. Versuche, die kleinen Freuden des Lebens zu genießen: ein gutes Essen, die warme Sonne auf deiner Haut oder ein inspirierendes Gespräch mit einem Freund.

Ein weiterer Grund dafür, dass die Achtsamkeit im täglichen Leben oft untergeht, sind die zahlreichen routinierten Handlungen. Routinen können zwar unseren Alltag enorm erleichtern, weil wir vieles automatisch erledigen, ohne groß darüber nachdenken zu müssen. Aber sie können auch unsere Aufmerksamkeit lähmen. Unter anderem Selbstfürsorge ein Schlüsselkonzept für unser Wohlfühlen. Denke daran, dass du nur dann für andere da sein kannst, wenn du auch gut für dich selbst sorgst. Plane regelmäßige Auszeiten ein, in denen du etwas tust, das dir Freude bereitet, sei es Lesen, Bewegung, Meditation oder einfach nur ein erholsames Bad. Selbstfürsorge ist eine Haltung und hat nichts mit Egoismus zu tun. Vielleicht bist du schon einmal mit einem Flugzeug geflogen. In den Sicherheitshinweisen am Anfang heißt es immer: „Im unwahrscheinlichen Falle eines Druckabfalls, streifen Sie sich erst die eigene Sauerstoffmaske über, bevor Sie anderen Passagieren helfen.“ Nur wer gut für sich sorgt, kann auch gut für andere sorgen. Im Kern geht es darum, sich vor übermäßigen Belastungen und negativen Einflüssen im Leben zu schützen. Gegenüber sich selbst eine wertschätzende und liebevolle Haltung zu entwickeln und langfristig die eigene

Gesundheit damit zu fördern. Im täglichen Leben sind wir oft durch die vielen Möglichkeiten, Nachrichten und Aufgaben gefordert, manchmal vielleicht überfordert. Genau dann ist es Zeit aktiv in die Selbstfürsorge zu gehen, um die Akkus aufzuladen, wieder die innere Stimme zu hören, wieder bei sich anzukommen.

Bedenke: Nur wenn dein Wasserglas gefüllt ist, kannst du etwas abgeben!

Und hast du einmal beobachtet, wieviel Aufmerksamkeit du deinem Handy, dem Ladezustand deines Akkus, dem Zustand des Handys, etc. widmest? Du achtest darauf, eine Schutzfolie oder eine Hülle zu benutzen, der Akku ist ständig bei mindestens 20 Prozent, problematische Anzeigen oder Programme löschst du und du trägst es immer bei dir! Im Vergleich dazu: Wie gut sorgst du für dich? Hast du deinen Akku im Blick, pflegst du deine Hülle, hältst du Schadstoffe von dir fern? Selbstfürsorge ist individuell. Jeder hat ganz unterschiedliche Bedürfnisse, Wünsche, Empfindungen und Ziele. Es ist wichtig nicht zu sehr nach links und rechts zu schauen und lieber seinen eigenen Weg zu finden. Was für den einen gut ist muss lange noch nicht für den anderen funktionieren und umgekehrt. Ein erfülltes Leben bedeutet auch, deine Ziele und Träume zu verfolgen. Setze dir klare Ziele, die zu deinen Werten und Interessen passen, und arbeite beharrlich daran, sie zu erreichen. Das Gefühl des Fortschritts und der Erfüllung, das damit einhergeht, wird dir ein starkes Gefühl des Glücks verleihen. Wenn du dir das Erreichen deines Zieles vorstellst, lass also möglichst viele Faktoren miteinfließen, zum Beispiel:

- Wie erreichst du das Ziel?
- Was passiert in diesem Moment?
- Wo befindest du dich?
- Wie sieht deine Umgebung aus?
- Sind andere Menschen mit dabei? Was tun sie?
- Wie fühlst du dich im Moment des Erfolgs?
- Welche anderen Sinneseindrücke nimmst du wahr?
- Wie verändert sich der Rest deines Lebens durch Erreichen deines Ziels?
- Welche Konsequenzen gibt es?
- Wie verändert sich dein Lebensstil und Lebensgefühl?
- Wie verändert sich dein Selbstbild?
- Was denkst du von dir?

Anstatt diese Fragen gedanklich oder schriftlich zu beantworten, beantworte sie mit einem inneren Film, in dem du dir all das bildlich vorstellst und dich in die Szene(n) hineinfühlst. Du bist schon da – du bist bereits am Ziel! Indem du täglich ein paar Minuten visualisierst, kannst du deinen Fokus auf dein Ziel und deine Motivation immer wieder erneuern. Füge Emotionen und Musik hinzu, die auf dein Ziel einzahlen. Wenn du das Gefühl hast, dein Zielfilm motiviert dich nicht mehr, verändere ihn ein wenig und baue neue Ideen ein, um ihn wieder interessant zu machen. Du brauchst nicht viel zu visualisieren, damit diese Technik funktioniert – wichtig ist, dass du dich gut dabei fühlst und den Impuls auch dafür nutzt, zu handeln.

Beziehungen zu Familie, Freunden und geliebten Menschen sind ein weiterer wichtiger Aspekt des Wohlfühlens. Investiere Zeit und Energie in diese Beziehungen, sei aufmerksam und zeige deine Wertschätzung. Glück findet sich oft in den

Verbindungen, die wir zu anderen Menschen haben. Die Beziehungen in deinem Leben sind Spiegel zu der Beziehung zu dir selbst. In Beziehungen, gleich welcher Art, kannst du Botschaften über dich selbst entdecken. So kann man auch sagen, unsere engsten Beziehungen sind der Spiegel unserer wahren Überzeugungen. In unseren Beziehungen können wir unsere eigenen Überzeugungen entdecken, manche sind offensichtlich, doch manche können uns auch vollkommen überraschen und uns erst mal ungläubig stehen lassen. Die meisten Menschen kennen das Gefühl, nicht gut genug zu sein und erleben dies in den unterschiedlichsten Situationen. Der Leidensdruck kann sehr hoch sein und unser Gefühl zu uns selbst und anderen ganz immens beeinflussen. Es kann sogar so weit gehen, dass wir meinen, es nicht wert zu sein, überhaupt am Leben zu sein. Unser Selbstwertgefühl bildet die Grundlage unserer Haltung dem Leben und anderen Menschen gegenüber!

Wenn sich etwas verändern soll, sind gewohnte Kreisläufe zu durchbrechen. Beobachte und nehme deine Beziehungen wahr mit ihrer ganz eigenen Dynamik. Ganz wichtig, beobachte wertfrei! Denke immer daran, so gut wie alle Menschen haben diese Urängste! Du brauchst dich für diese Emotionen nicht zu schämen. Wenn es dir hilft, kannst du mit einer Art Tagebuch beginnen, in welchem du deine Beobachtungen einträgst. Bemühe dich bei deinen Beobachtungen immer wieder um Neutralität, das ist wirklich ganz wichtig, sonst bist du ganz schnell in der Bewertung und Verurteilung. Und das ist eine unserer Prägungen, die uns nicht dienlich ist. Schätze dich selbst wert, dass du auf dem Weg der Heilung deiner Urängste und der damit verbundenen Gefühle und Ängste bist. Mach dir bewusst, dass du über Intuition verfügst, beziehe diese immer mit ein, wenn es darum geht, wie kannst du Verstrickungen lösen, wie kannst du etwas anders machen. Allein durch das Beobachten – Wahrnehmen - Erkennen hast du schon viele wichtige Schritte vollzogen.

Und nun möchte ich dir einen weiteren Schritt mitgeben, der dich in Richtung Wohlfühlen bringt und der heißt **Verzeihen**. Lerne dir selbst, vor allem dir selbst, und auch anderen zu verzeihen. Je mehr du dir selbst verzeihen kannst, umso mehr kannst du anderen verzeihen! Und das ist gar nicht so schwer. Wie du bisher schon gesehen hast, liegen unserem Verhalten und das der Menschen um uns herum ganz andere Ursachen zugrunde, als wir zunächst oberflächlich betrachtet annehmen. Das hilft dir die Gründe aus einem anderen Blickwinkel zu betrachten und ein tiefes Verständnis zu entwickeln. Das macht das Verzeihen leichter als zuerst gedacht wird. Und als Folge kommst du immer mehr in Leichtigkeit und immer mehr ins Glücklichsein und Strahlen. **Die Welt braucht dein Strahlen!** Die Beziehung zu dir selbst bestimmt alle anderen Beziehungen in deinem Leben! Das Wissen darüber ist ein weiterer Meilenstein, um deine Ängste und Beziehungen zu anderen Menschen zu heilen. Ganz viele Prägungen entstehen schon in unseren ersten Lebensjahren. Auch die Beziehung zu uns selbst. Das, was wir als Spiegelung von anderen wahrnehmen, wie sie uns empfinden, beschreiben oder auf uns reagieren in den unterschiedlichen Situationen prägt unser Selbstbild. Und unser Selbstbild prägt die Beziehung zu uns selbst. Und auch das, was wir grundsätzlich als Kind über Beziehungen lernen. Und auch die „Rangordnung“ so nenne ich es einfach mal. Wo standest du als Kind? Im Mittelpunkt, oder versteckst du dich gerne oder lässt du gerne anderen zuerst den Vortritt? Erinnere dich mal, wie war das bei dir? Auch das prägt deine Beziehung zu dir!

Unser Selbstbild zu ändern, zählt zu den schwierigsten, aber auch lohnendsten Aufgaben in unserem Leben. Wenn wir einen Weg aus dem Gefängnis unserer Ängste finden, wachsen wir immer mehr in eine wundervolle Freiheit hinein.

Leben im Einklang bedeutet auch, im Einklang mit deinen eigenen Werten und Bedürfnissen zu leben, anstatt dich von äußeren Erwartungen oder gesellschaftlichem Druck leiten zu lassen. Es ist ein kontinuierlicher Prozess der Selbstreflexion und Bemühung, ein erfülltes und glückliches Leben zu führen.

Lebe deine Melodie, mit deinen Tönen und deinen Pausen. Dein Leben = deine Partitur.

Eine Partitur ist die Notation von Musikstücken, die aus verschiedenen Noten und Pausen besteht. Ähnlich wie das Leben, das aus verschiedenen Erfahrungen und Momenten besteht, die zusammen eine Geschichte erzählen. Jeder Moment im Leben ist wie eine Note in der Partitur, die zusammen eine Melodie ergeben. Die Melodie kann harmonisch oder disharmonisch sein, je nachdem, welche Noten gespielt werden. Ebenso kann das Leben harmonisch oder disharmonisch sein, je nachdem, welche Erfahrungen du machst. Es ist wichtig, dass du die richtigen Noten spielst, um eine harmonische Melodie zu erzeugen. Genauso ist es wichtig, die richtigen Entscheidungen im Leben zu treffen, um ein harmonisches Leben zu führen. Wie bei einer Partitur kannst du auch im Leben die Noten ändern, um eine bessere Melodie zu erzeugen. Es ist nie zu spät, die Noten im Leben zu ändern und damit eine harmonische Melodie zu erzeugen.

Ich biete dir unterhaltsame und fesselnde Methoden, die deine körperliche, kognitive, soziale und emotionale Gesundheit und dein Wohlbefinden verbessern. Deine Lebensqualität verbessert sich! Du wirst (wieder) lebendig! Wenn du dir Unterstützung und eine Wegbegleiterin wünschst, melde dich sehr gerne bei mir. Ich freue mich auf dich und verbleibe mit einem herzlichen Gruß, Antje

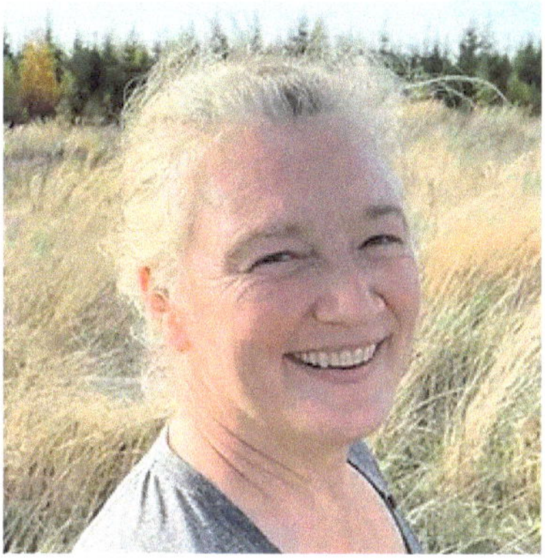

Über die Autorin

Antje Busbach ist Masterinspirationscoach nach Herz über Kopf und Greator Coach, systemisch integrativer Naturcoach, Musiktherapeutin, integrative Klangpädagogin, Sport- und NeuroKinetic-Trainerin.

Ihr Motto: In der Ruhe liegt die Kraft.

Website: https://www.antjebusbach.de

SCAN ME

Karlheinz Greim-Fürstenberg

Warum wir Menschen krank werden

Die Frage, warum Menschen krank werden, ist von großer Bedeutung für unser Verständnis von Gesundheit, Wohlbefinden und somit für unser Leben. Es gibt viele Faktoren, die zu Krankheiten führen können, und es ist wichtig, diese Ursachen zu verstehen und Maßnahmen zur Vorbeugung oder Behandlung zu ergreifen. Auf den nächsten Seiten werde ich Ihnen genau erklären, wie Sie in Zukunft Krankheiten aus dem Weg gehen bzw. für Ihre Gesundheitswiederherstellung sorgen können. Sie dürfen niemals vergessen: Das Leben ist tatsächlich zu kurz, um krank zu sein.

Ein kleiner Grund für Krankheiten bei Menschen sind genetische Anomalien oder Veranlagungen. Jeder Mensch hat eine einzigartige Kombination von Genen (ca. 23.000), die seine Anfälligkeit für bestimmte Erkrankungen beeinflussen können. So kann beispielsweise eine familiäre Vorgeschichte von Herz-Kreislauf-Erkrankungen das Risiko einer Person erhöhen, selbst irgendwann an solchen Beschwerden zu leiden. Man geht hier von ca. 3 Prozent aus. Darüber hinaus spielen Umweltfaktoren eine wirklich große Rolle bei der Entstehung von Krankheiten.

Schadstoffe in der Luft, im Wasser, in Lebensmittel, in der Kleidung aber auch in Kosmetik, können ebenfalls schwere Krankheiten auslösen. Eine ungesunde Ernährungsweise mit einem Übermaß an Zucker und Fett kann wiederum Übergewicht begünstigen und somit das Risiko für Diabetes erhöhen. Risikofaktoren summieren sich hier eindeutig.

Auch psychologische Faktoren wie Stress haben ebenfalls einen erheblichen Einfluss auf unsere Gesundheit und Krankheiten. Chronischer Stress kann das Immunsystem schwächen und dadurch die Anfälligkeit für Infektionskrankheiten erhöhen. Zudem können emotionale Belastungen wie Trauer oder Angstzustände sich negativ auf den gesamten Organismus auswirken. Auch wenn die großen Gesundheits-Gesellschaften keinen Zusammenhang zu schweren Krankheiten wie z.B. Krebs sehen, bestätigen Studien das Gegenteil: **Stress kann schwere Krankheiten verursachen, auch Krebs!**

Des Weiteren spielt der Lebensstil eines Menschen eine entscheidende Rolle bei seiner Gesundheit. Ein Mangel an körperlicher Aktivität kann zu Übergewicht, Muskel- und Skeletterkrankungen sowie Herz-Kreislauf-Problemen führen. Rauchen und Alkoholkonsum sind weitere Risikofaktoren für eine Vielzahl von Krankheiten wie Lungenkrebs oder Lebererkrankungen. Neben diesen individuellen Faktoren können auch soziale Determinanten die Gesundheit beeinflussen. Menschen mit niedrigem Einkommen haben oft nicht den gleichen Zugang zu medizinischer Versorgung oder einer gesunden Umgebung wie ihre wohlhabenderen

Mitbürgerinnen und Mitbürger. Dies kann zu einem erhöhten Risiko für verschiedene Krankheiten führen. Dieses Problem existiert leider weltweit.

Insgesamt ist es wichtig anzuerkennen, dass die Entstehung von Krankheiten in der Regel durch das Zusammenspiel verschiedener Faktoren bedingt ist. Es gibt keine einfache Antwort auf die Frage, warum wir Menschen krank werden, aber es gibt sie. Indem wir uns bewusst machen, welche Ursachen Krankheiten begünstigen bzw. auslösen, sind wir tatsächlich in der Lage, krankheitsfördernde Faktoren aus dem Weg zu gehen und so am Ende des Lebens gesund und fit anzukommen. Trotzdem kann man genau sagen, dass ganz bestimmte Faktoren unser Leben verkürzen. Hierfür gibt es mittlerweile ausreichend viele Studien und Nachweise, die belegen, dass wir wesentlich älter werden, wenn diese negativ auf uns wirkenden Faktoren nicht Bestandteil unseres Lebens sind.

8 Faktoren, die Krankheiten auslösen

Den meisten von uns sind die nachfolgenden Punkte mehr als bekannt. Trotzdem sind wir kaum in der Lage, diesen Eigenschaften aus dem Weg zu gehen. Sie können es aber ab heute anders machen.

1. Die Macht unserer Gedanken

Die Macht der Gedanken ist ein Thema, das seit Jahrhunderten von Philosophen, Psychologen und Neurowissenschaftlern untersucht wird. Es geht dabei um die Frage, inwiefern unsere

Gedanken tatsächlich unsere Realität beeinflussen können bzw. Einfluss auf ganz bestimmte kognitive Prozesse und Krankheiten haben. Die meisten Menschen hatten schon einmal das Gefühl, dass man mit diesem ca. 1,4 Kilo schweren Teil, namens Gehirn in unserem Kopf noch wesentlich mehr machen kann, als sie glauben. Zumindest hatten viele aber schon Mal intuitiv eine Empfindung, dass da noch mehr geht, als man uns darüber erzählt hat. Wer seine Sensoren für dieses Thema schon immer darauf gerichtet hat weiß, dass es seit Menschengedenken ausreichend viele Beweise dafür gibt.

Bereits vor über 2.500 Jahren sagte ***Siddhartha Gautama*** (Buddha): Wir sind, was wir denken. Alles, was wir sind, entsteht aus unseren Gedanken. Mit unseren Gedanken formen wir die Welt.

Marc Aurel, römischer Kaiser vor ca. 1.800 Jahren: Das Leben eines Menschen ist das, was seine Gedanken daraus machen.

Ralph Waldo Emerson, Schriftsteller und Philosoph prägte vor ca. 200 Jahren den Satz: Der Mensch ist das, was er den ganzen Tag denkt.

William James, Psychologe und Philosoph brachte es vor 150 Jahren noch genauer auf den Punkt: Menschen können ihr Leben verändern, indem sie ihre Einstellung verändern. Wir brauchen uns nur mit dem ruhigen, konzentrierten Geist so zu verhalten, als wäre das Vorgestellte schon real. Wenn es mit unseren Emotionen und dem Glauben vermischt wird, kann uns alles gelingen. Er sagte weiter: Die Erkenntnis, dass unser

Unterbewusstsein durch Gedanken gelenkt werden kann, ist die größte Entdeckung aller Zeiten.

Ingmar Bergmann, schwedischer Film- und Theaterregisseur sagte vor 100 Jahren: Es gibt keine Grenzen. Weder für Gedanken, noch für Gefühle. Es ist die Angst, die immer wieder Grenzen setzt.

Norman Vincent Peale, Geistlicher und Autor, sagte vor 50 Jahren: Die Macht der Gedanken, ist eines der größten Geheimnisse des Universums und gleichzeitig meine größte Entdeckung. Wenn du negativ denkst, erhältst du negative Ergebnisse. Wenn du positiv denkst, erhältst du positive Ergebnisse. Dein Glaube führt dich zum Erfolg. Das ist ein einfaches Naturgesetz.

Diese und hunderte Zitate der letzten 2.500 Jahren sollten uns eigentlich ausreichen, um zu verstehen, dass wir mit unseren Gedanken so einiges erreichen können. Ich durfte Krebspatienten kennenlernen, die nur aufgrund ihrer Gedanken und Gefühle nach der Diagnosestellung "Krebs" wieder gesund wurden - ohne Schulmedizin. Bitte verstehen Sie mich bitte nicht falsch. Die Schulmedizin ist ein wichtiger Faktor was das Thema "wieder gesundwerden" betrifft. Allerdings hat die Schulmedizin die Heilung nicht erfunden. Wie aber kann das Ganze trotzdem funktionieren? Es waren auch nicht sehr viele Menschen, die aufgrund einer Lebensumstellung und kognitive Umstrukturierung wieder in die Genesung gekommen sind. Aber mal ehrlich: Einer reicht schon aus, damit es andere auch können. Wie lassen sich diese Phänomene erklären? Eine

Erklärung dafür liefert die sogenannte "Selbsterfüllende Prophezeiung". Diese besagt, dass unsere Erwartungen und Überzeugungen unser Verhalten beeinflussen und somit auch das Ergebnis unserer Handlungen. Wenn wir beispielsweise glauben, dass wir eine Prüfung nicht bestehen werden, dann ist die Wahrscheinlich hoch, dass genau dies eintritt. Ein noch besseres Beispiel ist der Beipackzettel von Medikamenten. Wie wir alle wissen, haben 95 Prozent aller Medikamente teilweise sehr hohe Nebenwirkungen. Lesen Sie den Beipackzettel vor Einnahme des Medikamentes, ist auch hier die Wahrscheinlichkeit sehr hoch, dass diese Nebenwirkungen ebenfalls eintreten. Das nennt man dann den Nocebo-Effekt. Das ist der kleine Bruder vom Placebo-Effekt.

Nicht nur unser Verhalten wird von unseren Gedanken beeinflusst, sondern auch unser Körper. Studien haben gezeigt, dass positive Gedanken und Emotionen das Immunsystem stärken und somit Krankheiten vorbeugen können. Negative Gedanken hingegen können zu Stress führen, der wiederum das Immunsystem schwächt und somit Krankheiten begünstigt. Ein weiterer Aspekt der Macht der Gedanken ist die Visualisierung bzw. unsere Vorstellungskraft. Indem wir uns ein bestimmtes Ziel oder Ereignis bildlich vorstellen, aktivieren wir unser Unterbewusstsein und bilden so neue neuronale Verbindungen in unserem Gehirn. Jetzt setzt das Gehirn Neurotransmitter frei. Neurotransmitter ermöglichen es den Neuronen, miteinander zu kommunizieren. Wenn wir uns beispielsweise vorstellen, wie wir erfolgreich eine Präsentation vor vielen Menschen halten, dann steigert das unsere Selbstsicherheit und Motivation. Wir können uns aber auch eine Genesung visualisieren, wenn wir krank sind.

Zusammenfassend lässt sich sagen, dass unsere Gedanken eine enorme Macht über unser Leben haben. Sie beeinflussen nicht nur unser Verhalten und unsere Gesundheit, sondern auch unsere Wahrnehmung der Welt um uns herum. Indem wir uns bewusst mit unseren Gedanken auseinandersetzen und positive Überzeugungen pflegen, können wir unser Leben positiv beeinflussen.

2. Bewegungsmangel

Bewegungsmangel stellt heutzutage ein ernsthaftes Gesundheitsrisiko dar, das nicht unterschätzt werden sollte. In einer Zeit, in der die meisten Menschen aufgrund von sitzenden Tätigkeiten und modernen Technologien immer weniger körperlich aktiv sind, ist es wichtig zu verstehen, welche negativen Auswirkungen Bewegungsmangel auf unseren Körper haben kann. Der offensichtlichste Effekt von Bewegungsmangel ist eine Gewichtszunahme. Wenn wir uns nicht ausreichend bewegen und Kalorien verbrennen, speichert unser Körper überschüssige Energie als Fett ab. Dies führt langfristig zu Übergewicht oder sogar Adipositas. Diese zusätzlichen Pfunde erhöhen das Risiko für zahlreiche gesundheitliche Probleme wie Herz-Kreislauf-Erkrankungen, Diabetes Typ 2 und bestimmte Krebsarten erheblich.

Darüber hinaus beeinflusst Bewegungsmangel auch unsere geistige Gesundheit negativ. Regelmäßige körperliche Aktivität fördert die Freisetzung von Endorphinen im Gehirn - sogenannten "Glückshormonen" -, die dazu beitragen können, Stress abzubauen und Stimmungsverbesserungen herbeizuführen. Das Fehlen dieser positiven Effekte kann zu einem Anstieg von Angstzuständen und Depressionen führen. Ein weiterer Aspekt des Bewegungsmangels betrifft den Muskel- und Skelettsystem unseres Körpers. Durch langes Sitzen oder geringe körperliche Belastung verkümmern Muskeln und Knochen, was zu einer Schwächung der gesamten Struktur führen kann. Dies erhöht das Risiko von Verletzungen, Gelenkschmerzen und Osteoporose im späteren Leben erheblich.

Nicht zuletzt beeinflusst Bewegungsmangel auch unsere allgemeine Leistungsfähigkeit. Eine regelmäßige körperliche Aktivität verbessert die Durchblutung des Gehirns und fördert somit Konzentration, Aufmerksamkeitsspanne und kognitive Fähigkeiten. Bei Bewegungsmangel hingegen kann es zu Müdigkeit, Erschöpfungszuständen und einem generellen Nachlassen der geistigen Leistungsfähigkeit kommen. Um diesen negativen Auswirkungen entgegenzuwirken ist es wichtig, regelmäßige Bewegungsphasen in unseren Alltag einzubauen. Bereits kleine Änderungen wie Spaziergänge in der Mittagspause oder Treppensteigen anstatt Fahrstuhl können einen großen Unterschied machen. Zudem sollten wir versuchen, Sportarten oder Hobbys zu finden, die uns Freude bereiten und motivieren. Es liegt also auf der Hand: Bewegungsmangel ist definitiv gesundheitsschädlich! Die Tatsache, dass immer mehr Menschen unter den Folgen dieses

Mangels leiden - sei es physischer Natur oder mentaler Gesundheit -, sollte uns dazu veranlassen aktiv gegen diese Entwicklung anzugehen. Lassen Sie uns also gemeinsam für eine bewegte Zukunft sorgen!

3. Toxische Stoffe

Es gibt eine Reihe von toxischen Stoffen, die uns tagtäglich umgeben und unsere Gesundheit ernsthaft schädigen können. Diese gefährlichen Substanzen finden sich in vielen alltäglichen Produkten wie Reinigungsmitteln, Kosmetika, Möbeln, Elektronikgeräten, Textilien und sogar Lebensmitteln. Ein Beispiel für einen solchen giftigen Stoff ist Blei. Es kann in alten Farben und Lacken enthalten sein sowie in Wasserleitungen aus Kupfer oder verzinktem Eisen. Wenn wir diese Gegenstände berühren oder mit ihnen interagieren, besteht ein Risiko der Aufnahme von Blei durch unsere Haut oder den Mund. Langfristige Exposition gegenüber Blei kann zu neurologischen Schäden führen und insbesondere bei Kindern Entwicklungsverzögerungen verursachen.

Ein weiteres Beispiel für toxische Substanzen sind Phthalate - Chemikalien, die zur Herstellung von Kunststoffen verwendet werden. Sie kommen häufig in Spielzeugen vor, aber auch in PVC-Bodenbelägen und flexiblen Plastikprodukten wie Duschvorhängen oder Regenschirmgriffen. Studien haben gezeigt, dass Phthalate hormonelle Veränderungen im menschlichen Körper verursachen können und mit einer Vielzahl gesundheitlicher Probleme wie Unfruchtbarkeit, Asthma und bestimmten Krebsarten verbunden sind. Auch

Formaldehyd gehört zu den gefährlichen Alltagschemikalien. Es wird oft als Desinfektionsmittel verwendet und findet sich daher häufig in Haushaltsreinigern sowie Holz- oder Textilprodukten wie Möbeln oder Kleidung. Einatmen von Formaldehyddämpfen kann zu Atemwegsreizungen, allergischen Reaktionen und sogar Krebs führen.

Des Weiteren ist besonderes vor Plastik zu warnen, dass wir über die Luft bzw. Nahrung (z.B. Fisch) aufnehmen. Wir reden hier von ca. 5g Plastik jede Woche unseres Lebens. Das entspricht der Menge einer Kreditkarte. In 8 Jahren verschlingen wir auf diese Art und Weise ungefähr 2 Cola Kisten, natürlich ohne Flaschen. Und jetzt kommt das gruslige: Plastik löst im Körper Entzündungen aus und die Krankheit Krebs, beginnt stets mit Entzündungen.

Es ist beunruhigend zu wissen, dass diese toxischen Stoffe in so vielen Aspekten unseres täglichen Lebens präsent sind. Oftmals sind sie unsichtbar oder werden nicht ausreichend gekennzeichnet. Daher ist es wichtig, sich der potenziellen Gefahren bewusst zu sein und Maßnahmen zum Schutz unserer Gesundheit zu ergreifen. Um den Kontakt mit diesen toxischen Substanzen zu minimieren, sollten wir unsere Kaufentscheidungen überdenken und nach umweltfreundlichen Alternativen suchen. Es gibt mittlerweile eine Vielzahl von Produkten auf dem Markt, die ohne schädliche Chemikalien hergestellt wurden und unseren Bedürfnissen genauso gut gerecht werden können. Darüber hinaus sollten wir auch unseren Alltag kritisch betrachten und versuchen, giftige Stoffe dort zu vermeiden, wo es möglich ist. Wir könnten z.B. natürliche Reinigungsmittel verwenden oder unsere Ernährung auf frische unverarbeitete Lebensmittel umstellen. Leider darf ich hier keine Werbung machen, aber es gibt Discounter, die Naturprodukte für wenig Euros anbieten. Die Tatsache bleibt bestehen - toxische Stoffe im Alltag stellen ein ernsthaftes Risiko für unsere Gesundheit dar. Indem wir uns besser informieren und entsprechende Vorsichtsmaßnahmen treffen, können wir jedoch dazu beitragen bzw. sicherstellen, gefährliche Substanzen aus unserem Leben fernzuhalten.

4. Umweltverschmutzung

Umweltverschmutzung ist ein dringendes Problem, das nicht nur unsere natürliche Umwelt beeinträchtigt, sondern auch schwerwiegende Auswirkungen auf unseren eigenen Körper und unser Gehirn hat. Die schädlichen Folgen der Umweltverschmutzung sind vielfältig und reichen von Atemwegsproblemen bis hin zu neurologischen Störungen. Eine der offensichtlichsten Auswirkungen der Umweltverschmutzung auf den menschlichen Körper ist die Beeinträchtigung unserer Atemwege. Schadstoffe wie Feinstaub, Ozon oder Stickoxide können in die Luft gelangen und beim Einatmen unsere Lunge angreifen. Dies kann zu Asthma, chronischer Bronchitis oder anderen Atemwegserkrankungen führen. Langfristige Exposition gegenüber verschmutzter Luft erhöht sogar das Risiko für Herz-Kreislauf-Erkrankungen wie Herzinfarkt oder Schlaganfall.

Darüber hinaus zeigt sich immer deutlicher, dass Umweltverschmutzung auch negative Auswirkungen auf unser Gehirn haben kann. Studien haben gezeigt, dass bestimmte Giftstoffe aus der Umgebungsluft dazu führen können, dass sich Amyloid-Beta-Protein im Gehirn ansammelt - eine Substanz, die mit Alzheimer in Verbindung gebracht wird. Dieser Zusammenhang zwischen Luftschadstoffen und neurodegenerativen Erkrankungen sollte uns alarmieren und verdeutlicht die Notwendigkeit einer sauberen Umgebung für unsere kognitive Gesundheit. Neben diesen direkten gesundheitlichen Auswirkungen gibt es noch weitere indirekte Folgen der Umweltverschmutzung auf unseren Körper und unser Gehirn. Die Belastung durch verschmutzte Luft kann zu chronischem Stress führen, was wiederum das Risiko für psychische Erkrankungen wie Depressionen oder Angstzustände erhöht. Zudem können bestimmte Schadstoffe die Hormonproduktion stören und so den Stoffwechsel beeinflussen, was zu Gewichtszunahme oder anderen metabolischen Problemen führen kann.

Es ist daher dringend erforderlich, Maßnahmen zur Reduzierung der Umweltverschmutzung zu ergreifen. Dies beinhaltet eine strengere Regulierung von Industrieemissionen, den Ausbau erneuerbarer Energien sowie die Förderung umweltfreundlicher Verkehrsmittel. Individuell können wir auch unseren Beitrag leisten, indem wir unsere persönliche CO2-Bilanz reduzieren und bewusster mit Ressourcen umgehen. Die schädlichen Auswirkungen der Umweltverschmutzung auf unseren Körper und unser Gehirn sind unbestreitbar. Es liegt in unserer Verantwortung als Gesellschaft und als Einzelne sicherzustellen, dass wir uns aktiv für eine sauberere Umwelt einsetzen - nicht nur zum Wohl unserer natürlichen Lebensräume, sondern auch zum Schutz unserer eigenen Gesundheit und geistigen Fitness. Und wie kann sich jeder Einzelne von uns vor Umweltverschmutzung schützen? Eigentlich könnte man diese Frage einfach beantworten. Ebenfalls aus Studien weiß man, dass Menschen, die im Grünen bzw. in einem Waldgebiet wohnen, gesünder sind als die Menschen aus der Großstadt. Das hat natürlich etwas mit der Luft zu tun. In waldnaher Umgebung gibt es jede Menge Terpene in der Luft, die von Bäumen (am meisten die Nadelbäume) abgesondert werden. Terpene katapultieren unser Immunsystem in die Höhe. In meinem Buch "Geheimakte Selbstheilung" gehe ich mehr darauf ein. Lange Rede, kurzer Sinn: Je tiefer ich auf dem Lande wohne, desto gesünder bin ich, was Umweltverschmutzungen betrifft.

5. Rauchen und Alkohol

Es gibt keinen Zweifel daran, dass sowohl Rauchen als auch Alkoholkonsum der Gesundheit erheblich schaden können. Diese beiden Gewohnheiten sind weit verbreitet und werden oft als sozial akzeptabel angesehen. Doch die Auswirkungen auf unseren Körper und Geist sind gravierend und sollten nicht unterschätzt werden. Rauchen ist eine der führenden Ursachen für tödliche Krankheiten weltweit. Der regelmäßige Konsum von Tabakprodukten erhöht das Risiko für Lungenkrebs, chronische Bronchitis, Herzkrankheiten, Schlaganfälle und viele andere ernst-hafte Erkrankungen. Die giftigen Chemikalien im Zigarettenrauch verursachen irreparable Schäden an den Organen unseres Körpers, insbesondere an den Atemwegen und dem Herz-Kreislauf-System. Nicht nur der Raucher selbst leidet unter den Folgen des Rauchens, sondern auch Passivraucher sind gefährdet. Durch das Einatmen des giftigen Qualms nehmen sie ähnlichen gesundheitlichen Schaden wie aktive Raucher in Kauf. Besonders Kinder sind gefährdet: Das Passivrauchen kann bei ihnen zu Asthmaerkrankungen sowie anderen Atemwegsproblemen führen.

Aber es ist nicht nur das Rauchen allein - auch der übermäßige Alkoholkonsum hat schwerwiegende negative Auswirkungen auf unsere körperliche Gesundheit. Langfristiger Alkoholmissbrauch kann zu Leberzirrhose, Krebserkrankungen (wie Mund-, Rachen-, Brust- oder Leberkrebs), Herzerkrankungen und Schädigungen des Nerven- und Verdauungssystems führen. Darüber hinaus kann Alkoholabhängigkeit zu psychischen Problemen wie Depressionen, Angstzuständen oder Persönlichkeitsstörungen führen.

Der Synergieeffekt, der Alkohol-Rauchen-Kombination, führt geradezu in eine schwere Krankheit. Allerdings ist wichtig zu betonen, dass es keine "sichere" Menge an Rauchen oder Alkoholkonsum gibt. Sowohl das Rauchen einer einzigen Zigarette als auch der regelmäßige Konsum von nur einem Glas Wein pro Tag können bereits erhebliche gesundheitliche Risiken mit sich bringen. Die schädlichen Auswirkungen dieser

Gewohnheiten summieren sich im Laufe der Zeit auf und können letztendlich tödlich sein. 3 Züge an einer Zigarette, verengen die Blutgefäße um ca. 50 Prozent für ungefähr 4 Stunden. In den jungen Jahren stellt dies noch kein Problem dar. Je älter wir aber werden, je schlechter unsere Blutgefäße werden, desto höher die Gefahr eines Herz- bzw. Schlaganfalls. Um unsere Gesundheit zu schützen, sollten wir uns bewusst für ein rauchfreies Leben entscheiden und unseren Alkoholkonsum auf vernünftige Mengen beschränken. Es ist nie zu spät, um mit dem Rauchen aufzuhören oder seinen Alkoholkonsum zu reduzieren - unser Körper wird es uns danken! Indem wir diese Entscheidung treffen, verlängern wir nicht nur unsere Lebenserwartung, sondern verbessern auch die Qualität unserer Jahre in guter körperlicher Verfassung.

Insgesamt lässt sich festhalten: Das Rauchen von Tabakprodukten sowie übermäßiger Alkoholkonsum sind ernsthafte Bedrohungen für unsere Gesundheit. Wir müssen erkennen und akzeptieren, dass diese Gewohnheiten nicht nur uns selbst schaden können, sondern auch diejenigen um uns herum gefährden. Eine klare Ablehnung solcher riskanten Verhaltensweisen ist der erste Schritt zu einem gesünderen und erfüllteren Leben.

6. Nährstoffmangel

Eine ausgewogene Ernährung ist von entscheidender Bedeutung für unsere Gesundheit und unser Wohlbefinden. Nährstoffmangel kann jedoch schwerwiegende Auswirkungen haben, die nicht nur das tägliche Funktionieren unseres Körpers beeinträchtigen, sondern auch zu verschiedenen Krankheiten führen können. Um es etwas grob zu formulieren: Unsere Körperzellen brauchen ca. 40 Vitalstoffe. Jede einzelne Körperzelle. Ist ein Vitalstoff im Mangel, werden wir krank. Fehlt einer auf längere Zeit gänzlich, können wir daran sterben. Nährstoffe wie Vitamine, Mineralien, Proteine und Fette sind essentiell für den reibungslosen Ablauf unserer Stoffwechselprozesse. Sie tragen dazu bei, dass unsere Organe richtig funktionieren und unterstützen die Abwehrkräfte des Körpers gegen Infektionen. Ein Mangel an diesen essenziellen Nährstoffen kann daher zu einer Vielzahl von gesundheitlichen Problemen führen.

Ein häufiger Effekt von Nährstoffmangel ist ein geschwächtes Immunsystem. Wenn der Körper nicht genügend dieser wichtige Mikronährstoffe erhält, wird er anfälliger für Infektionen und Krankheiten wie Grippe oder Erkältungen. Darüber hinaus kann ein Mangel an bestimmten B-Vitaminen zu einem geschwächten Nervensystem führen und Symptome wie Müdigkeit, Depressionen oder Gedächtnisprobleme verursachen. Viele Menschen in meinem Umfeld leiden seit langer Zeit unter diesen Symptomen. Darüber hinaus kann ein chronischer Mangel an wichtigen Mineralien wie Eisen oder Kalzium ernsthafte Langzeitfolgen haben. Zum Beispiel können Frauen mit Eisenmangelanämie unter starkem Haarausfall leiden und sich ständig müde fühlen. Ein Kalziummangel wiederum schwächt die Knochenstruktur und erhöht das Risiko von Osteoporose und Knochenbrüchen im späteren Leben.

Nährstoffmangel kann auch das Risiko für chronische Krankheiten wie Herzerkrankungen, Diabetes oder bestimmte Krebsarten erhöhen. Zum Beispiel haben Studien gezeigt, dass ein Mangel an Omega-3-Fettsäuren mit einem höheren Risiko für Herz-Kreislauf-Erkrankungen verbunden ist. Ebenso wurde ein Zusammenhang zwischen Vitamin-D-Mangel und einem erhöhten Risiko für Typ-2-Diabetes festgestellt. Omega 3 und Vitamin D sind die mit am wichtigsten Stoffe, die unser Körper braucht. Auch hierzu schreibe ich in meinem Buch "Geheimakte Selbstheilung" ausführlicher darüber. Es ist wichtig zu betonen, dass Nährstoffmängel nicht nur bei unterernährten Menschen auftreten, wie z.B. in Afrika. Selbst in entwickelten Ländern sind viele Menschen von subtileren Formen des Nährstoffmangels betroffen, die aufgrund einer unausgewogenen Ernährung entstehen können. Der übermäßige Konsum von verarbeiteten Lebensmitteln mit hohem Gehalt an Zucker, Salz und gesättigten Fettsäuren führt oft dazu, dass der Körper nicht ausreichend mit essenziellen Nährstoffen versorgt wird. Außerdem kommt hier ein lebenswichtiger Faktor hinzu, von dem wir nur wenig über das Schulsystem bzw. das Gesundheitssystem erfahren. Es geht um sogenannte Nährstoffräuber, die in jedem Menschen existieren und von Jahr zu Jahr mehr werden. Nährstoffräuber entziehen unserem Körper mehrere, wichtige Vitalstoffe, die wir zum Überleben brauchen. So kann es z.B. passieren, dass wir bei Stress das 2- oder auch 3-fache an bestimmten Vitalstoffen brauchen, als wenn wir keinen Stress hätten. Und bitte nennen Sie mir einen Menschen, der in dieser unserer Welt keinen Stress hat.

Um Gesundheitsschäden durch Nährstoffmangel vorzubeugen, ist es daher wichtig sicherzustellen, dass wir eine ausgewogene Ernährung erhalten und unseren Bedarf an allen wichtigen Mikro- und Makronährstoffen decken. Eine abwechslungsreiche Auswahl frischer Obst-, Gemüse-, Vollkornprodukten sowie mageres Fleisch oder pflanzliche Proteinquellen sollte dabei Priorität haben. Wenn nötig können auch Nahrungsergänzungsmittel helfen den Bedarf zu decken. Aber bitte alles in Bioqualität, das hat seinen bestätigten Grund. Wenn Sie jetzt denken, dass eine optimale Ernährung zeitaufwendig und mühsam ist, dann haben Sie sich getäuscht. Es gibt hier einfache und systemorientierte Lösungen, die wirklich EINFACH zu erbringen sind. Da ich hier keine Werbung machen möchte, biete ich Ihnen an, mir eine E-Mail mit dem Hinweis "einfache Ernährungsoptimierung" im Betreff zuschicken. Gerne erkläre ich Ihnen in wenigen Zeilen wie einfach die Lösung ist. Dies habe ich an über 600 Patienten erfahren dürfen. Insgesamt sollten wir uns bewusst sein, dass Nährstoffmangel nicht nur kurzfristige Auswirkungen auf unsere Gesundheit hat, sondern auch langfristig zu schweren Krankheiten führen kann. Eine personalisierte Ernährung ist daher der Schlüssel für ein gesundes und erfülltes Leben

7. Negative Lebenseinstellung und Stress

Es ist wissenschaftlich erwiesen, dass eine negative Einstellung zu Lebensthemen wie Arbeit, Beziehungen und persönlicher Entwicklung zu chronischem Stress führen kann, der wiederum das Risiko für verschiedene Krankheiten erhöht. Das schlimme daran ist, dass wir diese Art von Stress selbst kaum wahrnehmen. Stress ist mittlerweile Bestandteil unseres Lebens geworden. Ein wenig Stress, ist nicht schlimm. Allerdings wird er zum Problem, wenn er chronisch wird und uns über einen längeren Zeitraum begleitet. Eine lebenswidrige Lebenseinstellung verstärkt diesen Stress zusätzlich durch ihre pessimistische Sichtweise auf die Welt. Negative Gedankenmuster können dazu führen, dass wir uns permanent gestresst fühlen und es schwerfällt, zur Ruhe zu kommen. Leider denken wir Menschen viel zu viel negativ. In Zahlen sieht das so aus:

- 70 % unbedeutsame Gedanken, die trotzdem Wirkung im Unterbewusstsein zeigen
- 27 % negative Gedanken
- 3 % positive Gedanken

Ich muss Ihnen jetzt sicher nicht erklären, was es bedeutet, 9-mal so viel schlechte Gedanken zu haben, als gute. Im Laufe der Jahrzehnte, kommt hier einiges zusammen, was sich stets, prinzipiell und immer auf das letzte Drittel unseres Lebens auswirkt. Das alles macht noch mehr Stress und krank. Die Auswirkungen von chronischem Stress sind vielfältig: Er beeinflusst unser Immunsystem negativ und macht uns anfälliger für Infektionen. Zudem steigt das Risiko für Herz-Kreislauf-Erkrankungen wie Bluthochdruck oder Herzinfarkt deutlich an. Chronischer Stress kann auch unseren Stoffwechsel beeinträchtigen und somit das Risiko für Diabetes erhöhen.

Neben den körperlichen Folgen hat eine negative (pessimistische) Lebenseinstellung auch Auswirkungen auf unsere mentale Gesundheit. Menschen mit einer negativen Grundeinstellung haben oft Schwierigkeiten damit, positive Emotionen wahrzunehmen oder anzunehmen. Dadurch verpassen sie viele schöne Momente im Leben und geraten leichter in depressive Verstimmungen. Zudem kann eine negative Einstellung zu sich selbst und anderen zu sozialer Isolation führen, was wiederum das Risiko für psychische Erkrankungen wie Angststörungen erhöht. Genau das zeigt die Praxis. Es ist wichtig, sich bewusst zu machen, dass unsere Lebenseinstellung einen erheblichen Einfluss auf unsere Gesundheit hat. Eine positive Grundeinstellung hingegen stärkt unser Immunsystem und schützt uns vor den negativen Auswirkungen von Stress. Indem wir lernen, auch in schwierigen Situationen das Positive zu sehen und Herausforderungen als Chancen zur persönlichen Entwicklung anzunehmen, können wir aktiv dazu beitragen, ein gesünderes und erfüllteres Leben zu führen.

Insgesamt sollten wir uns bewusstmachen: Unsere Lebensweise beeinflusst nicht nur die Länge unseres Lebens, sondern auch dessen Qualität maßgeblich. Eine lebenswidrige Lebenseinstellung mag uns im Moment vielleicht nicht so wichtig erscheinen – langfristig gesehen jedoch macht sie krank und verkürzt das Leben. Es lohnt sich also definitiv dafür einzusetzen eine positivere Sichtweise auf das Leben einzunehmen sowie Strategien zur Stressbewältigung anzuwenden, um ein gesünderes und erfüllteres Leben zu führen. Gerne erzähle ich Ihnen mehr darüber.

8. Fehlendes Gesundheitswissen

Es ist allgemein bekannt, dass ein ausreichendes Gesundheitswissen von entscheidender Bedeutung für das Wohlbefinden und die Lebensqualität eines Menschen ist. Doch leider gibt es immer noch viele Menschen, die über wichtige Aspekte der Gesundheit nicht ausreichend informiert sind. Dieser Mangel an Wissen kann ernsthafte Auswirkungen auf unsere körperliche und geistige Gesundheit haben und sogar zu einer verkürzten Lebensdauer führen. Ein fehlendes Gesundheitswissen lässt uns in vielerlei Hinsicht verwundbar werden. Wir können beispielsweise Symptome ignorieren oder falsch interpretieren, was dazu führt, dass wir eine Erkrankung viel zu spät erkennen oder erst dann ärztliche Hilfe suchen, wenn sie bereits fortgeschritten ist. Dadurch verpassen wir wertvolle Möglichkeiten zur rechtzeitigen Behandlung und Heilung. Meine Erfahrung ist, erst wenn wir Menschen den höchsten Punkt des Leidens erreicht haben, sind wir bereit, etwas an diesem Zustand zu verändern. Dabei könnte doch alles so einfach sein.

Darüber hinaus kann ein mangelndes Verständnis für gesunde Ernährung und Bewegungsgewohnheiten zu chronischen Krankheiten wie Diabetes oder Herz-Kreislauf-Erkrankungen führen. Wenn wir keine Kenntnisse darüber haben, welche Nahrungsmittel gut für unseren Körper sind oder wie oft wir uns bewegen sollten, um fit zu bleiben, riskieren wir unser eigenes Wohl. Das Fehlen von grundlegendem Naturwissen kann auch dazu führen, dass Menschen sich selbst behandeln oder fragwürdigen Ratschlägen folgen – sei es durch Eigenmedikation mit rezeptfreien Medikamenten ohne ärztlichen Rat oder durch den Glauben an alternative Heilmethoden ohne wissenschaftlich fundierte Grundlage. Diese Vorgehensweisen können nicht nur ineffektiv sein, sondern auch zu gefährlichen Nebenwirkungen oder Komplikationen führen. Die Anzahl der selbsternannten Heiler und Gesundheitscoachs, ist in den letzten 3 Jahren um das 3-fache gestiegen. Die meisten dieser Gesundheitsexperten haben keine bzw. zu wenig Ausbildung bzw. Studium, um Menschen aus ihrem Krankheitsfall zu helfen. Wenn Sie tatsächliche Hilfe bei Krankheit außerhalb der Schulmedizin suchen, schauen Sie vorher in das Leben des Experten. In seinem Lebenslauf bzw. Vita sollte sorgfältig aufgelistet sein, warum er Experte für Ihr Thema ist, und wo bzw. wie lange das Studium und die Ausbildung gedauert hat. Die Ausbildungsinstitute sollten von den großen deutschen Gesundheits-Organisationen anerkannt sein.

Ein weiterer Aspekt ist die psychische Gesundheit. Ein fehlendes Verständnis für psychologische Probleme und deren Behandlungsmöglichkeiten kann dazu führen, dass Menschen mit mentalen Belastungen allein gelassen werden und keine angemessene Unterstützung erhalten. Dies kann zu einer Verschlechterung der Symptome führen und das Risiko von schwerwiegenderen Erkrankungen wie Depressionen oder Angstzuständen erhöhen. Insgesamt lässt sich sagen, dass ein mangelndes Gesundheitswissen ernsthafte Konsequenzen haben kann – sowohl auf individueller als auch auf gesellschaftlicher Ebene. Es ist daher unerlässlich, dass wir kontinuierlich daran arbeiten, unser Wissen über unsere körperliche und geistige Gesundheit zu erweitern. Nur so können wir uns selbst schützen, frühzeitig handeln und ein langes sowie erfülltes Leben genießen. Viele Menschen haben das verstanden.

Fazit: Unser Wissen ist eine der wertvollsten Ressourcen, die wir besitzen. Es ist der Schlüssel zu unserem Erfolg und unserem Wohlbefinden. Wenn es um unsere Gesundheit geht, ist es besonders wichtig, dass wir unser Wissen nutzen, um die bestmöglichen Entscheidungen zu treffen. Denn letztendlich ist es unser Körper, der uns durch das Leben trägt und ihn zu pflegen und zu erhalten, sollte unsere höchste Priorität sein. Wir sollten uns bewusst sein, dass unsere Gesundheit nicht nur von äußeren Faktoren abhängt, sondern auch von unserem eigenen Verhalten, Gedanken und unseren Entscheidungen. Deshalb sollten wir uns bemühen, unser Wissen über unseren Körper und unsere Gesundheit zu erweitern und zu vertiefen. Denn je besser wir uns selbst kennen und verstehen, desto besser können wir für uns sorgen und unsere Gesundheit aufrechterhalten. Lassen Sie uns also unser Wissen als Basis für unsere eigene Gesundheit nutzen und uns auf den Weg zu einem gesunden und erfüllten Leben machen, damit die Menschen, die uns lieben, noch lange von uns haben.

Dies ist das Ende des Kapitels. Und das Ende dieses Kapitels könnte Ihr Anfang sein. Wenn Sie die 8 Faktoren genau gelesen und verstanden haben und sie in Ihr Leben integrieren, werden Sie im Besitz eines wertvollen Schatzes sein - einem Leitfaden für ein gesundes und bewusstes Restleben. Diese 8 Hinweise sind wie Kompassnadeln, die Ihnen dabei helfen werden, Ihre wahre Bestimmung zu finden und herauszufinden, welchen Weg Sie einschlagen sollten. Indem Sie diese Empfehlungen befolgen und aktiv anwenden, werden Sie schon bald feststellen können, in welche Richtung es für Sie weitergeht. Wenn Sie mehr über das Thema Selbstheilung, Gesundheitserhaltung bzw. Gesundheits-wiederherstellung erfahren möchten, schauen Sie auf meiner Webseite vorbei!

Das Fehlen von Dankbarkeit

Dankbarkeit ist nicht nur eine positive Emotion, sondern hat auch nachweislich einen starken Einfluss auf unsere Gesundheit und unsere Lebenserwartung. In der Tat haben Forscher herausgefunden, dass Menschen, die dankbar sind, wesentlich länger leben als ihre undankbaren Mitmenschen. Die Auswirkungen von Dankbarkeit auf unsere körperliche Gesundheit sind erstaunlich. Studien haben gezeigt, dass das regelmäßige Praktizieren von Dankbarkeit zu einer verbesserten Herzgesundheit führt. Dankbare Menschen neigen dazu, niedrigere Blutdruckwerte zu haben und ein geringeres Risiko für Herzerkrankungen oder Schlaganfälle zu entwickeln. Darüber hinaus wurde festgestellt, dass sie ein stärkeres Immunsystem haben und seltener an Infektionen oder Krankheiten leiden.

Aber wie beeinflusst Dankbarkeit eigentlich unseren Körper? Es scheint so zu sein, dass das Gefühl der Dankbarkeit Stress reduziert. Indem wir uns bewusst machen, wofür wir dankbar sind und diese Gedanken in unserem Alltag pflegen, können wir negative Emotionen wie Angst oder Frustration abbauen. Dies wiederum senkt den Cortisolspiegel im Körper - das sogenannte "Stresshormon" -, was langfristig viele gesundheitliche Vorteile mit sich bringt. Darüber hinaus kann die Praxis der Dankbarkeit auch unser psychisches Wohlbefinden deutlich verbessern. Studien zeigen immer wieder einen starken Zusammenhang zwischen einem ausgeprägten Gefühl der Dankbarkeit und einem geringeren Risiko für psychische Erkrankungen wie Depressionen oder Angstzustände. Dankbare Menschen haben eine positivere Einstellung zum Leben und sind besser in der Lage, mit Herausforderungen umzugehen. Sie zeigen auch ein höheres Maß an Resilienz, was bedeutet, dass sie schneller von Rückschlägen erholen können.

Darüber hinaus wirkt sich Dankbarkeit auch auf unsere sozialen Beziehungen aus. Menschen, die dankbar sind, neigen dazu, bessere Beziehungen zu anderen Menschen zu haben - sei es zu Freunden, Familie oder Partnern. Durch ihre positive Haltung schaffen sie eine harmonischere Umgebung und fördern damit das Wohlbefinden aller Beteiligten. Dies wiederum hat einen weiteren positiven Effekt auf ihre eigene Gesundheit und Lebenserwartung. Es ist also klar: Dankbarkeit macht gesund!

Indem wir uns bewusst machen und wertschätzen, wofür wir im Leben dankbar sein können - sei es für kleine alltägliche Dinge oder größere Erfolge -, stärken wir nicht nur unser emotionales Wohlbefinden, sondern verbessern auch unsere körperliche Gesundheit. Also lassen Sie uns jeden Tag ein wenig mehr Dankbarkeit in unser Leben bringen! Es lohnt sich garantiert!

Ihr Karlheinz Greim-Fürstenberg

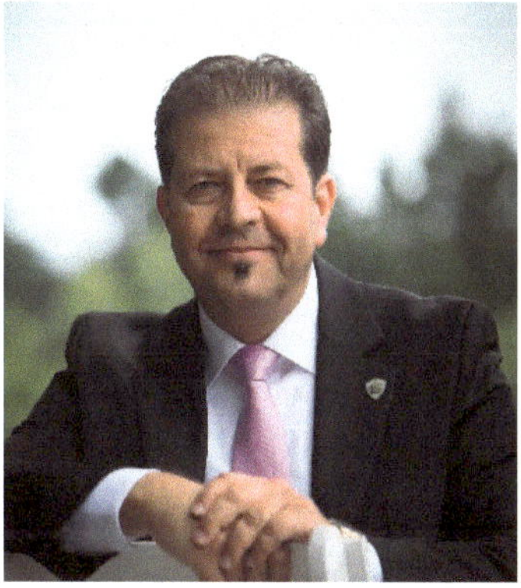

Über den Autor

Karlheinz Greim-Fürstenberg ist einer der renommiertesten Neurowissenschaftler und Psychoonkologen im deutschsprachigen Raum. Sein außergewöhnliches Fachwissen und seine langjährige Erfahrung machen ihn zu einem gefragten Experten auf dem Gebiet der Gesundheitserhaltung aber auch der Gesundheitswiederherstellung. Für seine Arbeit wurde er als einer der wichtigsten Experten im deutschsprachigen Raum ausgezeichnet. In seinen Seminaren und Vorträgen teilt Karlheinz Greim-Fürstenberg sein Wissen mit all denjenigen, die wirklich daran interessiert sind, ihre eigene Gesundheit selbst in die Hand zu nehmen.

Als gefragter Redner wird er regelmäßig zu Kongressen, Fachmessen und Veranstaltungen eingeladen. Insgesamt hat er bereits über 900 Vorträge sowohl im In- als auch im Ausland gehalten. Dabei begeistert er sein Publikum nicht nur mit seiner überzeugenden Art zu sprechen, sondern vor allem durch sein fundiertes Fachwissen. Schließlich geht es um die wichtigste Sache der Welt: **ES GEHT UM IHR LEBEN!**

Website: https://www.lebenohnekrankheit.de/

Saskia Linder

Das Buch deiner Ahnen - schreibe die Geschichte deiner Ahnen neu

(Foto: Pixabay)

Während ich diese Zeilen verfasse, ist der November eingezogen. Draußen stürmt es und es ist so wunderbar herbstlich. Ich sitze hier gemütlich mit einer guten Tasse Tee und beginne zu schreiben. Aktuell bin ich in meiner alten Heimat, die ich vor einigen Jahren verlassen habe, um dann an einem anderen wunderbaren Ort am Bodensee (meiner derzeitigen Wahlheimat) Wurzeln zu schlagen und mein Herz zu heilen. Hier in der alten Heimat habe ich einige Einzelsitzungen und einen Workshop für die Ahnenreihen (Heilung mit dem Medizinrad und dem Tauwesen) abhalten dürfen, der mich sehr bewegt hat. Viel Heilung, Klärung, Erkenntnisse und magische Synchronizitäten wollten sich zeigen für unsere Ahnen. Vieles, was als selbstverständlich hingenommen wurde, aber auch starke Begrenzungen mit sich brachte, sollte und wollte angesehen, gelöst und angenommen werden. Große Dankbarkeit erfüllt mich nach diesem Wochenende und das ist die beste Voraussetzung, um jetzt diese Zeilen zu verfassen.

Immer wenn ich zurückkomme in meine Geburtsstadt, kommen mir Erinnerungen in den Sinn. Ich streife durch die mir damals lieb gewonnenen Gassen, Wälder, Wiesen und Felder. Besuche die Kraftorte, besondere Bäume und Gewässer, die mich lange genährt haben. Ganz besonders weht mir dann der Wind der Geschichte meiner Ahnen wieder in mein Leben. Ihr Flüstern und Raunen nehme ich ganz besonders intensiv wahr an diesen Orten, an denen meine Ahnen lebten. Ich erinnere mich an ihre Geschichten und es bewegt mich sehr. Und mir wird dann sehr bewusst, was es bedeutet, in Frieden zu sein mit allem, was damals war und jetzt ist. Dazu darf man wissen, dass sich meine Ahnenreihe nicht als stabiles Nest oder Fundament in meinem Leben gezeigt hat.

Auch wenn ich heute sehr dankbar bin für meine Erfahrungen, war es doch eine Herausforderung. Damit legte ich auch den Grundstein für meinen Lebensweg vor vielen Jahren. Demzufolge beschäftige ich mich seit vielen Jahren in meiner Praxis schwerpunktmäßig mit der Kraft der Ahnenreihe. Und eins durfte ich lernen, sie ist präsenter und wichtiger als wir glauben. Und das mehr denn je. Sei es durch die Botschaften der geistigen Welt und auch durch die Begegnung in meinen ganzheitlichen Begleitungen mit dem Vorangegangenen meiner Patienten. Darüber ist mir mehr und mehr bewusst geworden, wie stark generationsübergreifende Traumen und auch Erbkrankheiten auf unser aktuelles Leben und unsere Gesundheit Einfluss nehmen. Durch meine Verbindung zur Energetik und Energiemedizin ist es möglich, sich dieser Kräfte, die meist noch sehr stark unbewusst wirken, bewusst zu werden. Wir können nur allein schon durch eine einfache Bestandsaufnahme unserer aktuellen Lebensumstände schauen, wo sprichwörtlich der Ahnenschuh drückt und uns dann die energetischen Werkzeuge zu Nutze machen, um bestimmte Knotenpunkte zu erkennen und aufzulösen. So entfaltet sich aus der Ahnenlast die Ahnenkraft und wir können Frieden machen und unsere Ahnen ehren und ihre guten Kräfte wieder integrieren in unseren Alltag.

Heute möchte ich dazu mit Hilfe dieser Impulse einladen und hineinspüren, wo noch unbewusst das Erlebte der Vorangegangenen wirksam ist. Und ich spreche nicht von den wohltuenden, wohlwollenden, kräftigenden Geschichten der Ahnenreihe, die sich aber dennoch am Ende der Transformation und Erlösung der Destruktiven erleichtert sichtbar machen, auch wenn es erst einmal nicht so aussieht. Es lohnt sich, die energetische Hinbewegung und der Mut den Wendepunkt, der meist durch einen großen Schmerzpunkt ausgelöst wird, zu nutzen. Ich möchte vermitteln, welchen großen Einfluss die ungeschriebenen, unerlösten Gesetze der Familie nach wie vor auf uns haben. Wie stark diese Verstrickungen uns unbewusst sabotieren können. Und das verschiedene Bereiche im Leben, wie z.B. die Gesundheit, Beruf, Karriere, Berufung, Lebensaufgabe, Wohlstand, Beziehungen jedweder Art, Wohnort usw. jederzeit davon betroffen sein können oder werden, sofern die unbewussten Fallstricke nicht erlöst wurden.

Leider kommen wir nicht auf diese Erde und inkarnieren mit einer To-do-Liste, an die wir uns vom ersten Tag an erinnern. Aber die Lage ist nicht hoffnungslos, wir haben schon vor unserer Reise auf diese Erde im Seelenkleid bereits unsere Eltern ausgesucht und auch die daran geknüpften Erfahrungen. Sie zeigen sich teilweise sogar schon während der Zeugung, im Mutterleib, also der Zeit der Schwangerschaft, im Geburtsprozess und dann tatsächlich im weiteren Erleben in der Familie. Dies ist auch bei adoptierten Kindern der Fall. Wir wählen als Seele mit wem und was wir erfahren, erleben und erfühlen möchten. Aus eigener Erfahrung weiß ich noch sehr gut, dass ich mir in sehr herausfordernden Situationen oft selber die Frage gestellt habe, ob ich das wirklich seinerzeit ernst gemeint habe. Hier unter diesen Umständen zu inkarnieren. Und ja, das habe ich. Und ja, ich lächle jetzt, während ich diese Zeilen schreibe. Denn wäre es nicht zu meinen entsprechenden Erfahrungen im Leben gekommen, wäre dieser Weg nicht von mir beschritten worden. Nach vielen schmerzhaften Erfahrungen und Erkenntnissen, die gemeistert wurden, war es dann aber doch klar: Mir kamen die Einsichten, dass durch die gesamten Eindrücke im Leben und die daran gebundenen Kräfte erst eine große persönliche Entwicklung und Momente des Glücks möglich sind. Ja, und wieviel Kraft, Selbstbewusstes-Sein und Selbstheilungskräfte daran gebundenen sind. Darum wünsche ich mir, diese Zeilen als Inspiration zu sehen.

Hinzuspüren was noch erlöst, geläutert und befriedet werden mag. Welche Ahnen-Themen karmisch wirksam sind, welche Themen sich als tiefsitzende Muster, Prägungen und Glaubenssätze quasi wie aus dem *Nichts* gebildet haben. Wie die Wurzeln dieser Themen (im Übrigen auch ablesbar an den Zähnen) auch so intensiv einwirken können, dass Dynamiken und Kräfte aktiv werden, die zu immer wiederkehrenden Mechanismen, Handlungen und Gedanken führen. Wären es konstruktive Prozesse, dann wäre dieser Beitrag ein Loblied auf die Ahnenkraft. Keine Sorge, dass wird es am Ende dennoch, wenn die Strukturen erlöst werden. Aber bis es dazu kommt, ist es wichtig, dem Mut des Herzens zu folgen. Bewusst zu wählen, dass es eine Veränderung braucht und sich wahrhaftig und authentisch diese Belastungen bewusst zu machen. Auch wenn man sich erst, wie eine Kuh auf dem Eis bewegt, weil die Konditionierungen ja auch eine bestimmte komfortable Zone erzeugen, selbst wenn sie schmerzhaft ist. Immerhin kennt man sich aus in diesem Raum.

Doch seit einigen Jahren stelle ich in den Sitzungen mit den Patienten fest, dass diese wohlbekannten Räume zu eng werden, dass vieles, was schon immer so war, schon immer so gehandhabt wurde, weil es sich als scheinbar richtig erwiesen hat. Immer wieder zeigen sich Widerstände oder schmerzhafte Wiederholungen im Leben, die von leicht bis sehr unangenehm sein können. Auf jeden Fall zeigt sich nach und nach eine Steigerung und der Druck nimmt zu, der Wunsch nach Veränderung wird laut. Emotionen lassen sich nicht länger verdrängen durch alltägliche Ablenkungsmanöver.

Wenn ich jetzt einen (selbstverständlich anonymen) Einblick gewähre in Praxis-Geschichten, dann um sichtbar zu machen, was sich recht häufig bei den Menschen zeigt, deren Ahnenreihe noch verdrängte Mechanismen aufweist. Der Einfluss der Ahnenreihe auf die Partnerschaften, Gesundheit, Berufung, Lebensaufgabe, Wohlstand usw. spielt eine immens große Rolle. In den letzten Jahren meiner Praxistätigkeit durfte ich immer wieder erkennen, welchen starken Einfluss die Belastungen der Familie bis ins Jetzt haben.

Hier einige Impulse, die ich mitgeben möchte:

- Flucht der Ahnen aus dem Ursprungsland
- Entwurzelung durch Krieg oder Enteignung
- Hungersnöte & Missernten
- Karriere der Ahnen (Erfolge und Misserfolge)
- Familienunternehmen, die Nachkommen müssen/wollen in die Fußstapfen der Ahnenreihe treten
- Der Wunschberuf darf nicht ausgelebt werden, weil er gesellschaftlich nicht anerkannt ist oder er ist zu stark

anerkannt und würde den restlichen Ahnenstamm degradieren

- Armutsgelübde (z.B. bei Klostereintritt)
- Verbindung zu den Eltern
- Broken Home Situationen
- Krieg
- Vertreibung
- Scheidung
- Tod
- Suizid
- Keuschheitsgelübde
- Betrug
- Verrat
- Krankheiten
- Heirat
- Glauben, Religionen
- Hexenwunde
- Politische Richtung oder Ereignisse u.v.m.

All diese Belastungen können immer unerwartet, scheinbar wie aus dem *Nichts* auftreten, da das Unterbewusstsein noch energetisch mit den unerlösten Programmen verbunden ist. Ich habe geschaut, was besonders eindrücklich war in den letzten 20 Jahren. Dazu möchte ich anmerken, dass mich jede Situation meiner Patienten berührt, denn jeder Schmerzpunkt ist individuell und die Menschen würden ihren Weg nicht zu mir finden, wenn der unerlöste Schmerzpunkt noch nicht die Intensität erreicht hätte. Es ist wie ein innerlicher Wendepunkt der Seele, die sich dann lautstark unüberhörbar meldet und darauf deutlich hinweist, endlich diesen Punkt wahrzunehmen, anzunehmen und zu erlösen. Viele Menschen wissen nicht einmal, dass es sich um traumatisierte Anteile handelt. In meinem persönlichen Leben habe ich auch erst mit circa 17 Jahren begriffen, dass mein Leben stark durch das Erlebte meines Familiensystems geprägt war. Für mich war vieles einfach normal. Erst durch die ganzheitliche Betrachtung und Wahrnehmung wurde es mir damals klar. Nichts ahnend (im wahrsten Sinne des Wortspiels, was sich mir noch offenbaren würde). Wenn sich bestimmte Knotenpunkte immer wieder zeigen, also Situationen, die sich wiederholen und gleichen, zwar mit anderen Beteiligten, aber den immer selben Problemen und damit verbundenen Gedanken und Gefühlen. Erst wenn dort ein bestimmter Grad, so möchte ich es einmal ausdrücken, erreicht ist, zeigt sich die Notwendigkeit der Transformation, der Wandlung.

Ich habe viele Anfragen von Menschen bekommen in den letzten Jahren, die selbstständig sind, aber auch von Menschen, die im Angestelltenverhältnis tätig sind. Hier möchte ich jetzt ein Beispiel eines Großgrundbesitzers aufgreifen, der kurz davor stand, komplett alles zu verlieren, Konkurs anzumelden. Der mit dem Wesen der Landwirtschaft irgendwie auf Kriegsfuß zu stehen schien. Er suchte seinerzeit Rat bei mir bezüglich seiner Ländereien und den damit verbundenen Gütern: Häuser, Anwesen etc. Für mich ein spannendes Terrain, sehr gern wollte ich schauen, welche Glaubenssätze dort aktiv waren und schlummerten. In der Anamnese stellte sich heraus, dass die gesamte Situation zu eskalieren drohte, nachdem seine Ehe sich auflöste. Es hatten sich durch dieses erschütternde Ereignis Schuldenberge aufgetürmt, dennoch schien mir dieser Grund zu offensichtlich. Ich habe dann eine Seelenreise unternehmen dürfen auf Wunsch des Patienten auf einer Ebene, die mit der Ahnenreihen Kraft verbunden ist. Wobei ich austesten kann, in welchem Energiefeld ich die Lösung finden darf.

Die Formate, die ich erlernen bzw. erinnern durfte, sind für die Entwirrungs- und Klärungsarbeit hervorragende Wirkzeuge so möchte ich es einmal ausdrücken. So bin ich in der Lage, mich mit den entsprechenden Energiefeldern zu verbinden, die es möglich machen, unerlöste Situationen sichtbar zu machen. Ich wurde in eine Seelen-Situation des Patienten geführt, in der mir gezeigt wurde, dass es in seiner Ahnenreihe ein Kind gab, das offensichtlich damals er selbst war. Dazu eine Anmerkung: Zu Beginn dieser Ahnenheilarbeit vor vielen Jahren war mir nicht bewusst, dass wir erneut in unsere eigene Ahnenreihe inkarnieren, um unerlöste Anteile zu erlösen. Irgendwann fiel dann sozusagen der Groschen und daraufhin kamen viele neue Lösungsansätze in das Feld meiner Arbeit mit den Patienten.

Zurück zu der Heilgeschichte: In der Seelenheilreise konnte ich diesen kleinen Jungen sehen, der in größter Hungersnot war und aus diesem Grund von fremden Äckern Gemüse gestohlen hatte. Er war der Erstgeborene seinerzeit und hatte es sich zur Aufgabe gemacht seinen Eltern eine Lösung zu bieten, die Familie, die aus vielen Kindern bestand und alle hungerten, zu retten. Er wurde beim Stehlen erwischt, tatsächlich verurteilt und verstoßen von der Familie. Also war in ihm der Bruch der Familie so stark abgespeichert, dass, sobald sich seine Position innerhalb der Familie/Ehe veränderte, seine gesamte Existenz ins Wanken geriet. Die damaligen Schuldgefühle waren tief in seinem Inneren begraben und kamen durch diese neuen Lebensumstände wieder ans Tageslicht. Was wirklich bedrohlich für ihn war, da seine Exfrau auch darauf drängte, ihm das Sorgerecht für seine Kinder in dieser jetzigen Inkarnation abzusprechen. Es ging wirklich um Alles für ihn. Nun, wie wird so eine Situation dann erlöst?

Ich kann so viel sagen, dass es sehr viele unterschiedliche Formen gibt, die sich in jeder Heilarbeit individuell zeigen. Manchmal sind es Naturrituale, manchmal nur die Bewusstwerdung, um es zu erlösen. Allein das reicht schon aus, um bestimmte Knotenpunkte zu entwirren. So kann sich die Seele und die damit verbundene Situation entwickeln. Es kommt mir oft vor, wie ein innerliches Aufatmen. Endlich Erlösung! Endlich Durchlichtung und Erleichterung. In diesem Fall durfte der Patient sich mit dem Geschehen versöhnen und alle damit verbundenen Auswirkungen durch ein Heilritual regulieren. Und nach kurzer Zeit war der innere Frieden dann auch im Außen sichtbar, durch die Integration und die Aktivierung seiner Seelenkräfte kam alles wieder in Fluss. Die Ehe war zwar nicht wiederhergestellt, aber alles andere nahm einen guten Verlauf. Diese Seelenheilgeschichte macht deutlich, wie stark die finanzielle Situation an Beziehungen geknüpft ist. Dazu könnte ich noch sehr viel mehr schreiben.

Dieses werde ich mit Sicherheit auch in einem weiteren Buch veröffentlichen.

Hier noch ein weiteres Beispiel aus meiner Praxis. Dieses Mal geht es um ein Ereignis, das mich damals auch sehr berührte. Es ging in diesem Fall um das Ja zum Leben, um die Berechtigung zu SEIN. Es ging um eine Patientin, die ich schon eine Weile kannte. Sie kam aus verschiedenen gesundheitlichen Gründen zu mir. Die teilweise mit naturheilkundlicher Unterstützung behandelt wurden. Sie hatte zu der damaligen Zeit bereits 3 Kinder und in einer Sitzung kamen wir darauf, ob es vielleicht noch ein weiteres Familienmitglied in der Zukunft geben würde. Sie sagte, sie spüre es und auch ich nahm wahr, dass sich vermutlich noch ein 4. Baby ankündigte. Und so kam es dann seinerzeit auch dazu. Sie rief mich damals völlig aufgeregt und aufgelöst an, denn sie war tatsächlich erneut schwanger. Allerdings gab es große Diskussionen, denn ihr Mann wollte eigentlich kein weiteres Kind. Sie war völlig zerrissen und wusste nicht, was sie tun sollte. Ich bat sie, mit ihrem Arzt/ihrer Ärztin bei der nächsten Untersuchung zu sprechen. So tat sie es. Und kam dann überein, das Baby zu bekommen. So weit, so gut. Die Schwangerschaft lief sehr gut und auch die Entbindung war recht entspannt. Was allerdings dann kam, war sehr herausfordernd, das Neugeborene wollte einfach nicht trinken. Stillen funktionierte nicht und auch das Fläschchen wurde nicht genommen. Es gab einige Untersuchungen im Krankenhaus, denn es musste ausgeschlossen werden, dass es einen körperlichen Grund gab. Alles blieb ohne Befund. Weitere

Therapeuten wurden hinzugezogen, die allerdings keine gute Prognose abgaben.

Und so kam die frischgebackene Mutter dann auf mich zu. Allerdings hat damals auch ihr Mann darauf reagiert und den Wunsch geäußert, ob ich nicht *schauen* könnte, was los sei mit dem Baby. Gesagt, getan. Natürlich war in diesem Fall der Gedanke naheliegend, dass es damit zusammenhängen könnte, dass das Baby nicht von allen erwünscht war, als es sich ankündigte. Das Bild wollte ich als erstes in Betracht ziehen. Ich machte mich auf die Seelenreise und konnte erkennen, dass es allerdings einen weiteren Grund gab, denn in einer anderen Inkarnation des Babys in dieser Ahnenreihe, war es als einzig Überlebende damals einer großen Hungersnot entkommen. Allerdings waren alle anderen Mitglieder dieser Familie der Hungersnot zum Opfer gefallen. Es führte mich in die Zeit der Kartoffel-Missernte in Irland zurück. Damals war es das einzige Mitglied der Familie gewesen, das überlebt hatte. Und in dieser aktuellen Inkarnation fing der Eintritt in das Leben ja schon fragwürdig an. Und das Phänomen der unterbrochenen Nahrungsaufnahme durfte so aufgelöst werden. Es spielte ein ungelöstes Trauma dort mit hinein, das darauf aufmerksam machte, wieder allein zu sein, große menschliche Verluste zu erleben, wie in einer anderen Inkarnation. Aus diesem Grund war es auch anfangs nicht klar, ob es diese weitere Inkarnation antreten wollte. Ich durfte dieses erkennen für die Seele des Babys und die Seelenfragmente, die sich im Trauma seinerzeit deaktiviert hatten, kamen wieder in den Fluss. Das Baby war per Sonde ernährt worden und kurz nach dieser Seelenreise konnte die Sonde gezogen werden und das Baby trank. Und ist heute ein prächtig entwickeltes Kind.

Für mich ist es heute immer noch sehr berührend, wenn ich daran denke. Und mit dieser Heilgeschichte wird auch offensichtlich, dass es in manchen Situationen nicht um die verstandesorientierte Kommunikation geht. In diesem Fall war es auch gar nicht möglich. Ich habe vor dem Antritt dieser Seelenreise mit der Seele des Kindes Kontakt aufgenommen und gefragt, ob es bereit ist, dass eine Lösung gefunden werden darf für die damals herausfordernde Lage. Und so habe ich nur erst einmal zwei Beispiele genannt, die hier niedergeschrieben werden wollten. Das Thema ist so umfassend.

Die Kriegstrauma Themen möchte ich in einem anderen Buch intensiv betrachten, denn auch sie spielen bis zum heutigen Tage eine sehr große Rolle in meiner Praxis. Mittlerweile beziehe ich die Mitarbeit der Patienten verstärkt ein in die Auflösungsarbeit, so dass sie auch im Alltag in der Lage sind, sich selbst zu helfen und Herausforderungen zu lösen. Auch für unsere Kinder wünsche ich mir für die Zukunft, dass es alltagstaugliche Formate gibt, die schon von klein auf mitgegeben werden. Es gibt zig Seelenreisen, die ich in den letzten Jahren unternehmen durfte. Manchmal lösen sich Verknotungen mit einem Mal, manchmal lösen sich nach und nach verschiedene Bereiche und Schichten. In jedem Fall ist es immer eine gute Möglichkeit, auf dieser Ebene bestimmten Situationen auf den Grund zu gehen. In Begegnung mit den Menschen in unserem Leben kommen wir an bestimmte

Themen und unerlöste Anteile. Diese sogenannten Trigger sind also in Wahrheit ein Geschenk, auch wenn wir es so nicht wahrnehmen, in erster Linie. Ich kann bis heute feststellen, dass es durch diese Heilarbeit möglich ist, unsere Grundkraft, also unsere Lebenskraft und Qualität so zu verbessern, zu optimieren und zu gestalten. Das geschieht vor allem, wenn wir achtsam und wachsam sind, wer oder was uns begegnet. Deswegen sind wir hier. Die Seele möchte sich erfahren, reifen und wachsen. Also haben wir den Mut, Licht in Geschehnisse und Situationen unserer Ahnenreihe zu bringen. Unsere Innenwelt erzeugt unsere Aussenresonanz. Nichts ist also zufällig. Unsere Seele ist unsterblich!

Liebe, Würde, Wertschätzung und Respekt sind Attribute, die wir vertiefen, wenn wir uns unseren Eltern und darüber unseren Ahnen zuwenden. Durch sie kommen wir und alle Disharmonien, Krankheiten, Unfrieden und Symptome sind hier begründet. Es liegt an uns und bei uns, die dargebotenen Geschenke zu nutzen und unseren Ahnen Raum und Heilung zu gewähren. Vergessen wir nicht, alles ist mit allem verbunden. Und wir sind die Ahnen der Zukunft!

Bauen wir also Brücken der Heilung, des Friedens, der Leichtigkeit und Freude. Die Selbstbefreiung liegt in uns. JETZT! Entspannung und Frieden kehren dann ein, wenn wir unsere männlichen und weiblichen URKRÄFTE, auch die der Ahnen, ausgleichen. So finden auch unsere Ahnenreihen endlich Frieden. Und das ist derzeit auch der wichtigste Aspekt für die Zukunft dieser Welt, oder?!

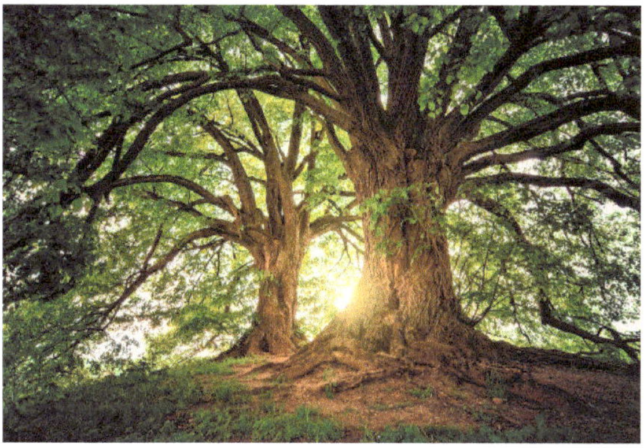

(Foto: Pixabay)

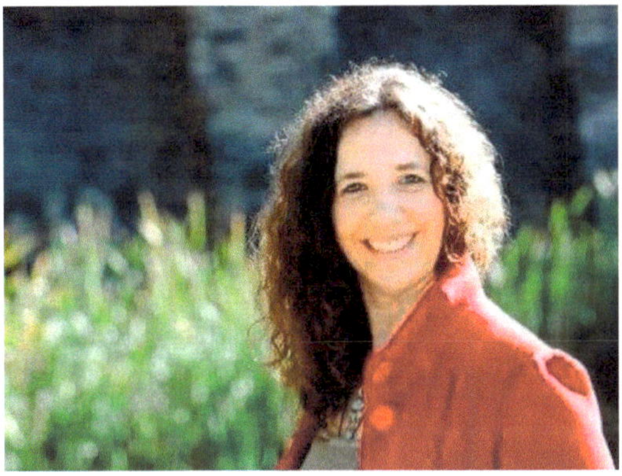

Über die Autorin

Saskia Linder ist Heilpraktikerin, spiritueller Online-Coach, spirituelle Reiseleiterin an Kraftorte der Erde, Energetikerin, Speakerin, Autorin und Gründerin der SLH (Akademie für Selbstheilung und Energiemedizin). Sie

beschäftigt sich seit ihrem 18. Lebensjahr intensiv mit alternativen Heilverfahren.

Geboren 1967 in Rinteln im Schaumburger Land in Niedersachsen. Sie ist Mutter einer erwachsenen Tochter; aktuell lebt und arbeitet Saskia in Salem am Bodensee, dem Herzchakra Europas. Der Schwerpunkt und das Herzensanliegen ihrer Arbeit ist die ganzheitliche Betrachtung und Heilung der Menschen, sowie der achtsame Umgang mit der Erde und all ihren Bewohnern, den Pflanzen, Menschen und Tieren.

Website: https://naturheilpraxis-linder.de/

MILENA KOSTIC

LASS DICH NICHT BEGRENZEN

Wir Menschen neigen gern dazu, uns selbst oder auch durch andere zu limitieren. Dadurch leben wir nicht unser volles Potential aus. Werden unzufrieden mit uns und der Welt. Durch diese Unzufriedenheit öffnen wir vielen Befindlichkeiten und Krankheiten Tür und Tor. Kennst du das auch?

Die alltäglichen energieraubenden Situationen und Informationen durch Menschen, Medien, Funk und Fernsehen und vor allem Zeitmangel. Dadurch macht sich Stress breit und es entstehen negative Emotionen. Diese negativen Emotionen setzen sich in deinem Körper, in deinen Zellen fest und treiben dann dort ihr Unwesen. Genau diese Energieräuber halten dich von deinen Zielen und Wünschen ab. Dein Atem kommt ins Stocken. Wenn der Atem nicht fließen kann, dann werden unsere Zellen nicht ausreichend mit Sauerstoff versorgt und dein Körper übersäuert. Das bedeutet: „Du wirst sauer"

Energiegeber Atem

Es ist so wichtig deinen Atem kontrollieren zu können, damit du wieder Entspannung ausstrahlen kannst. Du dich in deinem eigenen Körper wieder zu Hause fühlen kannst. Sehe es als deinen Rückzugsort an, an dem du wieder Energie tanken kannst und zu dir kommst. Atmung ist Leben und bringt dich in eine positive Schwingung. Dieses immer wiederkehrende Ein- und Ausatmen ist wie ein Mantra, das dich beruhigt. Weil es stetig ist und selbstverständlich für dich da ist, ohne Wenn und Aber. Wenn du selbst entspannt bist, dann überträgt sich diese Entspannung auch auf dein Umfeld. Jetzt kannst du sagen: „Die kann ja gut reden" und „wenn das so einfach wäre…". Jeder Anfang fällt manchmal schwer, weil es ungewohntes Terrain ist, das betreten wird. Allerdings sage ich dir, dass jedem Anfang ein gewisser Zauber innewohnt. Sei mutig und mache den ersten Schritt! Lerne dich und deinen Körper besser kennen und sei sein Verbündeter. Schließlich gehört er zu dir. In meiner täglichen Praxis sehe und höre ich Menschen wie sie mit sich und ihrem Körper umgehen. Das bringt mich oft zum Nachdenken. Da heißt es: „das blöde Bein tut schon wieder weh" oder „der Rücken will nicht so wie ich will". Da wird oft auf eine Körperstelle gehauen und die Menschen sind resigniert oder gar wütend mit ihrer Situation. Wenn ich dann sage: „Wenn ich so mit meinem Bein reden würde, würde ich als Bein auch nichts machen wollen". „Denn auch so ein Bein will wertgeschätzt werden".

Meine Frage an dich, wie gehst du mit dir und deinem Körper um? Wertschätzend, liebevoll, fürsorglich und achtsam oder ruppig und grob, weil der Körper halt zu funktionieren hat. Vergiss niemals das auch dieses Bein zu dir gehört und ein Teil von dir ist. Wenn es weh tut, oder nicht mehr so funktioniert wie es soll, dann schau genau hin. Seit wann tut es weh und welchen Auslöser gab es dafür. Je eher du dich mit dem Thema und dadurch, mit dir selbst befasst umso eher kommst du zu

Rätsels Lösung. In meinen Coaching´s, achte ich darauf welche Körperseite betroffen ist. Das gibt mir Aufschluss um welche Themen es womöglich geht und den Menschen umtreibt. Die linke Seite steht für das Innere des Menschen und das weibliche Prinzip, die rechte Seite für die Außenwelt und das männliche Prinzip. Da Körper, Seele und Geist voneinander nicht zu trennen sind, gibt es die verschiedensten Ursachen. Je schneller du sie für dich erkennst umso eher kommst du wieder in dein Gleichgewicht und hast Freude am Leben. Mit jedem Schritt wird es etwas leichter werden und du wirst sicherer in deinem Tun.

Redewendungen und Körpersprache

Es gibt viele Sprüche, die wir tagtäglich benutzen. Kennst du auch deren Bedeutung? Was verbirgt sich wirklich dahinter und was kann ich tun? Als ich Ende der Achtziger Jahre, während meiner Ausbildung zur Physiotherapeutin bei der Heilpraktikerin Hanne Marquardt noch zusätzlich meine Fußreflexzonen Ausbildung gemacht habe, bin ich mit ganz vielen Sprüchen und Redewendungen konfrontiert worden. Hanne Marquardt lehrte mich die Davos Regel. Da wo´s weh tut sollst du genauer hinschauen. Eine ganz neue Welt erschloss sich mir dadurch, die ich gut in meinen Arbeitsalltag integrieren konnte. Gleichzeitig war ich fasziniert, wie einfach das Ganze doch ist. Mir wurde bewusst, dass nur wir selbst Vieles kompliziert machen. Je mehr wir uns auf das Abenteuer Körper, Seele und Geist einlassen und checken, dass das eine ins andere übergreift, umso einfacher und qualitativ hochwertiger wird unser Leben werden. Da wir Menschen alle individuell und einzigartig sind, reagiert auch der Körper bei jedem anders. Damals lernte ich das ich genau zuhöre und genau hinschaue, wenn mir jemand von sich berichtet.

Hier stelle ich dir einige Redewendungen vor, die du bestimmt schon einmal gehört hast, die viel über dich selbst und deine gegenwärtige Situation aussagen.

„Einen dicken Hals kriegen"

Wenn du aufgebracht, wütend oder empört bist, wird oft der Ausdruck „ich kriege einen dicken Hals" benutzt. Was passiert, wenn du einen dicken Hals hast? Du bekommst weniger Luft! Dein Blutdruck steigt! Du atmest nicht mehr richtig und deine Emotionen schnüren dir regelrecht deine Atemwege ab. Halte gerade im größten Wirrwarr kurz inne und atme bewusst durch die Nase ein und langsam durch den leicht geöffneten Mund wieder aus. Mach das einige Male und danach kannst du wieder weitersausen in deinem Tempo. Zähle beim Einatmen auf 4 und beim Ausatmen auf 6. Die Ausatmung sollte immer länger sein, damit nicht zu viel Restluft übrigbleibt. Dadurch kannst du wieder besser und tiefer einatmen. Es kehrt Ruhe ein. Wenn du bei der Ausatmung die Lippenbremse oder einen Laut benutzt, fällt es dir leichter und die Atmung beruhigt sich schneller.

Wenn du einatmest, schätze dich selbst. Wenn du ausatmest, schätze alle Wesen (Quelle Tenzin Gyatso)

Für mich hat der Atem auch etwas mit Freiheit zu tun. Deshalb schau das deine Atemwege immer gut belüftet sind, du ausreichend frische Lust bekommst und wenn deine Schleimhäute trocken sind, diese mit etwas Öl ein-reibst. Du wirst sehen, dass Atmen geht dann noch viel besser und wenn du eines deiner Lieblingsdüfte nimmst (bitte nur reine Öle nehmen), dann erhöht sich auch gleich deine gute Laune. Es gibt ganz großartige ayurvedische Öle für die Nase oder auch ganz tolle Firmen, die reine ätherische Öle herstellen. Diese Öle wirken auf der energetischen Ebene unglaublich stark und erleichtern deinen Alltag. Melde dich dazu gerne bei mir, ich gebe dir gerne mehr Informationen dazu.

Atme durch. Es ist nur ein schlechter Tag, kein schlechtes Leben.
(Zitat Jonny Depp)

„Die Zähne zusammenbeißen"

Zähne zusammenbeißen und durch heißt es oft, wenn wir versuchen durchzuhalten, obwohl uns etwas unangenehm ist, wir etwas ertragen müssen. Wir mehr geben als wir momentan in der Lage sind. Die Folge davon kann nächtliches Zähneknirschen oder Pressen sein. Dieses äußert sich oft mit Kopf- Kiefer- und Gesichtsschmerzen. Es kann durchaus auch zu Ohren sowie Nackenproblemen führen. Wenn du betroffen bist, dann kannst du folgendes für dich tun. Besorge dir Watteröllchen aus der Apotheke oder frage beim Zahnarzt nach, ob sie dir welche mitgeben. Nimm zwei Watteröllchen und führe sie zwischen die Backenzähne, so dass sie direkt zwischen den Zahnreihen liegen. Versuche nun ganz normal deinen Haushalt zu machen oder deine Arbeit. Am Anfang wird es dir schwerfallen, du wirst die Watteröllchen zusammenbeißen, aber dein System wird sich merken, dass da etwas Empfindliches ist, und wird versuchen etwas zu verändern. Genau das ist es, was du brauchst – Veränderung. Sänger und Schauspieler üben auf ähnliche Weise das richtige aussprechen. Du weißt was jetzt kommt, genau, du versuchst mit den Watteröllchen im Mund zu sprechen. Dadurch entspannt sich dein ganzes Kausystem und es macht auch Spaß. Entspannung führt zu Wohlbefinden und du spürst dich wieder ganz neu.

„Ich kann es nicht mehr hören"

Gerade Menschen, die zu viel um die Ohren haben, anhaltenden stressigen Situationen ausgesetzt sind. Alle ihnen in den Ohren liegen, was noch alles erledigt werden muss. Wenn es sich immer um die gleichen unerwünschten Themen dreht, dann machen die Ohren schlapp und es kann unter Umständen sogar zu einem Hörsturz oder einem Wattegefühl in den Ohren kommen. In jedem Fall sind Durchblutungsstörungen zu finden oder es können sich gar Entzündungen im Ohr bilden. Gönn dir eine Auszeit für die Ohren mit positiven Geräuschen wie:

- Naturklängen
- Meeresrauschen
- Kaminfeuer

- Regen
- Vogelgezwitscher

Du kannst als Übung zwischendurch gähnen und bei weit geöffnetem Mund den Unterkiefer bewegen. Ohrstöpsel oder Kopfhörer entlasten deine Ohren zusätzlich. Ab und zu bekomme ich zu hören: „Sie wissen ja nicht, wie das ist". Dann sage ich: „Doch, das weiß ich sehr wohl". Durch meinen Beruf habe ich eine hohe Körperwahrnehmung und auch mir ist es schon passiert, dass plötzlich die Ohren zu gingen oder sich ein Pfeifton einstellte.

Genau dann habe ich einige Termine verschoben und mich gleich hingelegt, meine Brustwirbelsäule mobilisiert und gleichzeitig meinen Kopf in eine Schlingentisch-Schlinge gelegt und gestreckt. Dann habe ich meine Ohren in alle Richtungen gezogen und ausladend mit ihnen gekreist in beide Richtungen. Gleichzeitig habe ich meinen Tag und die Tage davor reflektiert und bin relativ schnell zum Auslöser des Ganzen gekommen. Es gibt für alles eine Lösung! Du musst nur auch gleich handeln und solltest nicht warten, bis nichts mehr geht. Wenn du nicht mehr weiterweißt, dann hol dir Unterstützung. Am besten buchst du ein auf dich abgestimmtes Coaching.

„Das muss ich erst einmal verdauen"

Wer sensibel ist, wird Schwierigkeiten mit dem Verdauungstrakt entwickeln. Es kann zu einem Reizdarm kommen, an dem inzwischen immer mehr Menschen leiden. Hier äußert sich Stress sehr extrem. Genauso wie traumatische

Erlebnisse. Hier helfen Entspannungsübungen, die dich resistenter gegen Stress machen. Genauso wie eine ausgewogene Ernährung. Als junge Frau hatte ich ein emotional traumatisches Erlebnis und mein Körper wollte diesen Druck loswerden. Was war passiert? Fünf Tage hatte ich Blut im Stuhl. Zuerst verstand ich nicht was da geschehen war und wollte einen Arzt aufsuchen. Die winkten ab und meinten ich hätte Hämorrhoiden, was ich verneinte. Es folgte eine Darmspiegelung, die nichts ergab. Jedenfalls kam ich auf meiner Suche nach der Ursache an eine ganzheitlich arbeitende Ärztin. Diese arbeitete kinesiologisch und energetisch und sie sagte mir auf den Kopf zu, dass ich etwas Schlimmes erlebt hätte und mein Körper sich von diesem Druck entledigen wollte, genau auf diese Weise. Wow, dachte ich und dann fing es in mir drin an zu arbeiten. Es kochten viele weitere traumatische Erlebnisse und Erfahrungen aus der Kindheit hoch, die ich mir dann anschauen durfte und somit auch die Möglichkeit hatte, sie zu bearbeiten und vor allem zu verarbeiten.

Durch dieses weniger schöne Erlebnis hatte ich zusätzlich Nahrungsmittel-Unverträglichkeiten entwickelt. Von jetzt auf gleich und so fing plötzlich eine Zeit des Verzichtes für mich an. Kaffee ohne Milch und Zucker, Brot aber nicht das, welches ich sonst aß ohne Butter ohne Käse. Keine Äpfel, kein Joghurt, keine Nüsse usw. und alles durch ein traumatisches Erlebnis. Nach einiger Zeit probierte ich immer mal wieder ein Lebensmittel aus, ob ich es wieder vertrage. Mein Bauch sagte sofort, was Sache ist. Nach etwa einem Jahr konnte ich wieder so langsam alles essen. In dieser Zeit habe ich mir beim Einkaufen, immer sehr viel Zeit genommen und wusste danach ganz genau, wo überall verstecke Zucker und Zusatzstoffe drinstecken. Es ist so elementar wichtig, sich mit der Ernährung zu beschäftigen. Denn alles, was du in dich reinschaufelst, macht etwas mit dir und deiner Befindlichkeit. Den Begriff reinschaufeln benutze ich absichtlich, um dich zu sensibilisieren. Lässt du dir Zeit beim Essen? Oder schaufelst du nur alles in dich rein, genauso wie deine Emotionen?

Welche Bedürfnisse hast du wirklich, wenn du essen tust? Vor allem, was isst du. Frag dich immer, bevor du etwas in den Mund steckst, ob es dir Kraft gibt oder ob es dir Kraft nimmt. Bewusst Schokolade oder Chips zu essen, macht den großen Unterschied.

„Das geht mir an die Nieren"

Hier sitzt unsere Lebensenergie! Belastende Situationen sind sehr kräftezehrend und können uns sprichwörtlich an die Nieren gehen. Die Dauerbelastung stimuliert unser Gehirn, dieses die Nebennieren und schon wird fleißig das Stresshormon Cortisol freigesetzt und durchflutet unseren ganzen Kör-per. Die Herzfrequenz erhöht sich, der Blutdruck steigt und unser Körper läuft auf Hochtouren. Auf Dauer ist das nicht gut, denn diese Situation ist nur für Angriff oder Flucht gedacht und nicht auf Dauer. Diese Situation kann zu einer Nebennierenschwäche führen. Bei länger anhaltendem Stress, sowie geringe Phasen der Ruhe und Regeneration leben wir entgegen unserem ureigenen Rhythmus und somit meist an unseren Talenten vorbei. Betroffen sind insbesondere Menschen mit Doppel- und Dreifachbelastungen, wie Lebensunterhalt verdienen, Kinder und Eltern betreuen. Gerade alleinerziehende Mütter und Väter und Menschen, die entgegen ihrem Biorhythmus leben, sind betroffen. Das kann sich durch Wassereinlagerungen in den Beinen und Luftnot zeigen, oder auch durch Übelkeit, Hautjucken und Abgeschlagenheit. Was unglaublich gut tut ist, wenn du deine Hände aneinander reibst und sie dann hinten an die Nieren hältst. So als wenn du dich in der Lendenwirbelsäule stützen willst. Wir alle haben die Möglichkeit, uns Gutes zu tun und uns selbst zu heilen. Gewusst wie, dann ist alles möglich.

Bist auch du betroffen?

- Zeitdruck
- Leistungsdruck
- Zu wenig Raum für eigene Bedürfnisse
- Fremdbestimmung in Beruf oder Familie
- Unerfülltes Leben oder Arbeit
- Krankheiten
- Nicht Nein sagen können
- Perfektionismus
- Ängste
- Anstrengende körperliche Arbeit
- Schlafstörungen
- Schwermetallbelastungen

- Medikamente
- Strahlenbelastung

„Ich habe die Nase voll“

Die Nase voll haben von etwas. Genug ist genug. Jetzt reicht es mir. Wie oft benutzt du diesen Spruch im Alltag? Du lebst entgegen deinen Bedürfnissen und kannst nicht durchatmen. Deine Freiheit ist eingeschränkt und du versuchst, dir Luft zu verschaffen. Mach dir als erstes Gedanken von was oder wem du die Nase voll hast. Wo musst du dich verbiegen? Erst dann kannst du ins Umsetzen kommen. Was kannst du tun? Als erstes, werde Herr deiner Gedanken.

Ein Gedanke ist wie ein Virus, resistent, hochansteckend und die kleine Saat eines Gedankens kann wachsen. Er kann dich aufbauen oder zerstören. (Quelle Inception)

Du entscheidest, in welche Richtung es gehen darf. Wie sagte bereits Aristoteles „Wir können den Wind nicht ändern, aber die Segel anders setzen“. Menschen, die mit ihren Nebenhöhlen zu tun haben, haben auch die Nase voll. Überlege, was der Auslöser sein könnte. Nimm dir ein Blatt Papier mit zwei Rubriken und schreibe alles auf, was gut läuft und in die Spalte daneben was weniger gut läuft oder gar nicht. Zum Schluss zählst du die Punkte zusammen und dann kannst du dich an die Lösung der Thematik machen.

Wenn du keine Zeit oder Gelegenheit hast ans Meer zu kommen, was für deine Nebenhöhlen extrem gut wäre, dann mach dir dein eigenes kleines Meer. Nimm dir ein richtig gutes wohlriechendes Salzbad in der Wanne, oder gehe ins nächste Solebad. Du kannst mit Salz inhalieren oder ein Gesichtsdampfbad machen. Genauso tut ein Fußbad mit Meersalz und etwas Olivenöl darin unglaublich gut. Du kannst mit einer Bürste deine Zehen und Füße im Wasser bürsten. Dadurch regst du deine Lebensgeister an. Das Öl zieht durch das warme Wasser tief in die Haut hinein, dann musst du gar nicht mehr cremen. Das Ausziehen der Schwimmhäute zwischen den Zehen entlastet dein Lymphsystem und entstaut den gesamten Körper. Dadurch werden giftige Stoffe aus dem Körper hinausbefördert. Das Gleiche kannst du auch tagsüber an den Händen machen. Die Schwimmhäute zwischen den Fingern mit Zeigefinger und Daumen ausziehen. Dabei entsteht ein ziehendes Gefühl, das zum Teil durch den ganzen Körper gehen kann. Das Gute daran ist, du wirst automatisch wacher und konzentrierter. Danach noch ein großer Schluck Wasser und dir geht es gleich viel besser.

„Mir ist eine Laus über die Leber gelaufen"

Genau hier darfst du ansetzen und dich fragen, welche Laus es denn war, die dir über die Leber gelaufen ist. Wer hat dich vergiftet? Die Leber ist unser Kraftwerk und unser Entgiftungsorgan! Sie produziert und speichert Energie. Wenn du immer müde und ausgelaugt bist, dann kann es von der Leber kommen. Die kann nicht weh tun, da sie keine Schmerzrezeptoren hat, folglich nutzt sie diesen Weg, um dich aufmerksam zu machen, dass du etwas tun und ändern solltest.

Die Leber wird immer von einem Zuviel belastet. Das bedeutet ein Zuviel an Essen, Zucker, Fett, Alkohol, Medikamenten und Emotionen. Gerade dann, wenn der Sinn im Leben verloren geht und wenn wir eigene Grenzen überschreiten.

Sokrates sagte einst: „Was die Seele erlebt, macht der Körper sichtbar“

Deshalb kümmere dich um deine Leber durch ausgewogenes Essen, gezielte Bewegung und mehr Gelassenheit.

Meine Coaching Programme sind darauf ausgelegt, dich in 3 oder wenn du mehr Zeit benötigst in 6 Monaten zu mehr Beweglichkeit, Wohlbefinden und Gesundheit im Innen und Außen zu führen. Da sind natürlich auch Leberübungen dabei. Sprenge deine Grenzen und lass dich von nichts und niemanden limitieren.

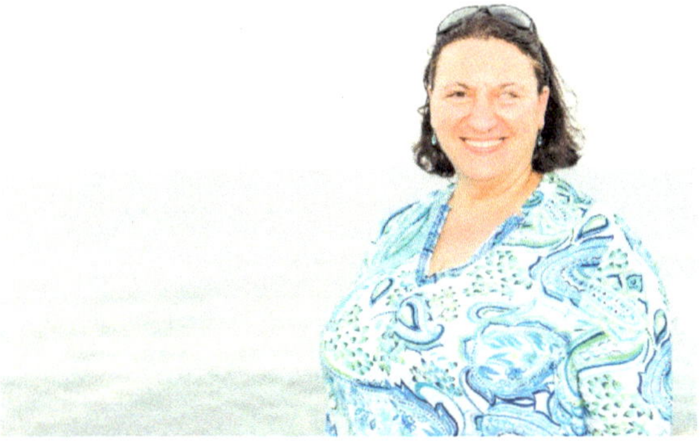

Über die Autorin

Milena Kostic ist seit über 35 Jahren als Physiotherapeutin und Medical Wellness Coach in eigener Praxis tätig.

Nach der Geburt ihres Sohnes, begann sie sich mit Hochsensibilität und Wahrnehmungsbegabung zu beschäftigen und unterstützt heute Eltern und Pädagogen im Umgang mit hochsensiblen Kindern. Dafür hat sie spezielle Programme und Coachings entwickelt.

Als vielbegabter Mensch führte sie ihr therapeutischer Weg zu vielen Stationen wie der Medizinischen Fußpflege, zu Beauty-, Wellness- und Entspannungsprogrammen, dem Face Reading (Gesichtslesen) sowie zur Astrologie. Mit diesem unglaublich geballten Wissen kann sie den Menschen noch besser helfen, zu erkennen, wer sie wirklich sind und welcher Weg oder welcher Ort zum Leben der richtige für sie ist. Wo sie am besten in ihre Kraft kommen und ihre Talente, Begabungen und ein erfüllteres Leben führen können.

Als engagierte Tierschützerin und Doggy Wellness Spezialistin behandelt sie auch Hunde, speziell in deren gewohnter Umgebung. Ihre Fähigkeiten mit neurologisch/orthopädisch erkrankten Menschen zu arbeiten, hat sie im In- und Ausland perfektioniert. Eine ihrer Stationen war das renommierte Institut Guttmann in Barcelona/Spanien, wo sie Erwachsene, Jugendliche und auch Kinder betreut hat. Genauso Medizin-Studenten in ihrem Examens-Praktikum begleitet und unterrichtet hat.

Immer ihrem Motto folgend „Es gibt immer für alles eine Lösung"

Sie hat außerdem als Buchautorin bei mehreren internationalen Bestseller Büchern mitgewirkt. Sie bietet für unbewegliche und auch übergewichtige Menschen für den Körper Kurs Programme an. Ihre Coachings sind so individuell wie es Menschen und deren Befindlichkeiten gibt.

Genauso finden in Regelmäßigkeit on- und offline Seminare zu verschiedenen Gesundheitsthemen statt.

Website: https://praxis-kostic.de

SCAN ME

GRIT ARNDT

PLÖTZLICH PFLEGEFALL – ELTERN VERDIENEN DAS BESTE

Der Anruf

Stell dir vor, du bekommst einen Anruf und der stellt dein ganzes Leben auf den Kopf. In dem Moment, in dem deine eigenen Eltern plötzlich zum Pflegefall werden, setzt für dich als „erwachsenes Kind" eine emotionale Berg- und Talfahrt ein. Diese unerwartete Wendung des Lebens zwingt dich nun dazu, die Rolle des Versorgers zu übernehmen, während du gleichzeitig die Anforderungen deines Berufes, der Kindererziehung und deine persönlichen Verpflichtungen stemmen musst. Dieser Wechsel der Verantwortung ist nicht nur mit praktischen Herausforderungen verbunden, sondern rüttelt auch am Fundament deiner Familie. Ich möchte dich hier jetzt an die Hand nehmen und mit größtmöglicher Transparenz über die bloßen organisatorischen Aspekte hinausgehen. Lass uns die tiefen emotionalen Wellen beleuchten, die diese Umstellung mit sich bringt und Lösungen finden. Als langjährige Inhaberin eines Pflegedienstes und durch meine eigene Erfahrung als pflegende Angehörige habe ich die Höhen und Tiefen dieser Reise selbst durchlebt.

Die plötzliche Pflegebedürftigkeit der Eltern stellt nicht nur Fragen zur Organisation, sondern bringt auch Veränderungen im familiären Gefüge mit sich. Es ist eine Zeit des Umdenkens und des Loslassens alter Rollen. Die Kinder, einst umsorgt von den Eltern, finden sich nun in der Position des Gebenden wieder. Es ist eine Phase, die nicht nur nach praktischen Lösungen verlangt, sondern auch nach einem emotionalen Gleichgewicht. Für all diejenigen, die sich in dieser herausfordernden Situation befinden, ist dies ein Angebot der Unterstützung. Es ist ein Plädoyer dafür, dass trotz eines vollen Terminkalenders und eigener Verpflichtungen keine Schuldgefühle gehegt werden müssen. Die Pflege der Eltern kann liebevoll und gut organisiert werden und es ist möglich, auch in dieser Phase des Lebens positive Veränderungen zu erleben.

Ich lade dich ein, gemeinsam mit mir auf die Reise zu gehen, auf der wir nicht nur praktische Tipps für die Pflegeorganisation entdecken, sondern auch die emotionalen Facetten dieser Zeit berücksichtigen. Es geht darum, eine neue Balance zu finden, Veränderungen zu akzeptieren und die Pflege der Eltern trotz der oft gefürchteten Last als eine Möglichkeit der Liebe und Fürsorge zu begreifen.

„Es gibt Berge, über die man hinüber muss, sonst geht der Weg nicht weiter.“ (Ludwig Thoma-Schriftsteller)

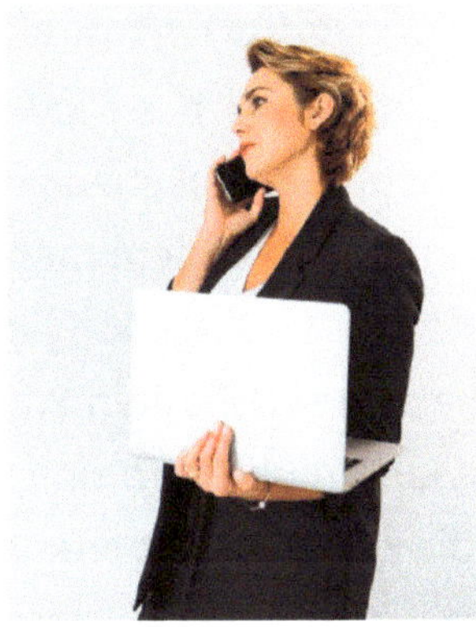

(Foto: Pixabay)

Die Pflege der Eltern kommt meistens ungeplant

Stell dir vor, du steckst mitten in einem hektischen Arbeitstag, die Kinder warten ungeduldig auf dein Erscheinen bei einer Veranstaltung in der Schule oder im Kindergarten, als plötzlich das Telefon klingelt. Es ist ein dringender Anruf aus der Klinik – deinen Eltern geht es nicht gut und sie benötigen dringend, und zwar ab sofort, Pflege, Betreuung und Hilfe. In diesem Moment der Überwältigung, umringt von einer Fülle an Verpflichtungen, stehst du vor der Herausforderung, alles unter einen Hut zu bringen. Die Zeit wird knapp, die Erwartungen im Job, den Kindern, deiner Familie, von dir selbst und nun auch noch deiner pflegebedürftigen Eltern, sind hoch. Während du versuchst, die verschiedenen Anforderungen zu jonglieren, beginnt die Reise in eine neue Realität. Du suchst nach Wegen, wie du die Pflege deiner Eltern effizient und doch liebevoll gestalten kannst, ohne dabei deine beruflichen Verpflichtungen sowie deine und die Bedürfnisse deiner eigenen Familie aus den Augen zu verlieren. Und ja, deine Bedürfnisse stehen an erster Stelle, denn wenn du dich selbst vernachlässigst oder sogar ausbeutest, bricht dein Leben wie ein Kartenhaus zusammen und du kannst niemandem mehr helfen. Zu oft habe ich erlebt, dass die pflegenden Angehörigen dies vergessen und sich an die letzte Stelle setzen. Mit dem Ergebnis, dass sie selbst erkranken und nicht mehr in der Lage sind, ihre Lebensbereiche anzupacken. Es ist eine Herausforderung, die viele von uns teilen – die Balance zwischen Karriere, Familie und der plötzlichen Verantwortung für die Pflege der Eltern.

„Mut steht am Anfang des Handelns, Glück am Ende."

(Demokrit, Philosoph)

Pflege kann jeden treffen

In der Welt der Pflegebedürftigkeit ist die Bandbreite der Betroffenen breit gefächert, und sie betrifft Menschen unterschiedlichen Alters, sozialem Hintergrund und Gesundheitszustandes. Dabei sind jedoch bestimmte Gruppen tendenziell stärker von Pflegebedürftigkeit betroffen als andere. Derzeit haben wir in Deutschland etwa 5 Millionen Pflegebedürftige, wobei das nur die Zahl der bekannten Fälle ist . Zu beachten ist hierbei, dass sich viele nicht trauen, Anträge auf einen Pflegegrad zu stellen aus Angst vor dem Verlust ihrer Autonomie. Von den 5 Millionen Pflegebedürftigen werden etwa 4 Millionen zuhause gepflegt.

Ein zentraler Faktor ist das Alter. Der natürliche Alterungsprozess bringt oft gesundheitliche Herausforderungen mit sich, die Unterstützung und Pflege erfordern können. Ältere Menschen neigen dazu, anfälliger für chronische Erkrankungen zu sein, die ihre Selbstständigkeit beeinträchtigen können. Chronische Erkrankungen spielen eine Schlüsselrolle bei der Pflegebedürftigkeit. Menschen, die mit Krankheiten wie Demenz, Diabetes, Herz-Kreislauf-Erkrankungen oder neurologischen Problemen konfrontiert sind, benötigen oft spezialisierte Pflege, um ihren täglichen Bedürfnissen gerecht zu werden.

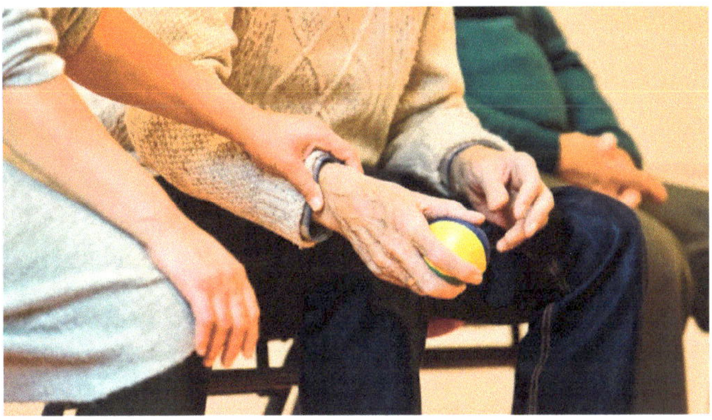

(Foto: Pixabay)

Die Einschränkung der Mobilität ist ein weiterer entscheidender Faktor. Menschen, die aufgrund von körperlichen Beeinträchtigungen oder chronischen Schmerzen in ihrer Beweglichkeit eingeschränkt sind, benötigen zusätzliche Unterstützung, um ihre Lebensqualität zu erhalten. Besondere Herausforderungen ergeben sich bei Menschen mit Demenz oder Alzheimer. Diese Erkrankungen beeinflussen nicht nur die körperliche, sondern auch die kognitive Funktionsfähigkeit, was zu einem erhöhten Bedarf an betreuenden Maßnahmen führt.

Alleinlebende Personen ohne familiäres oder soziales Netzwerk sind oft besonders auf externe Unterstützung angewiesen. In solchen Fällen wird die Notwendigkeit einer umfassenden Pflege umso deutlicher. Übrigens, wusstest du, dass sich 80 Prozent der Angehörigen um Pflegebedürftige kümmern? 81 Prozent der Pflegenden sind Frauen. Diese Rolle kann jedoch emotional und physisch sehr anspruchsvoll sein und erfordert spezielle Unterstützung, denn gerade die Frauen sind bereits in ihrer Rolle als Mutter, Hausfrau und Berufstätige mehrfach ausgelastet. Gerade die Frauen benötigen also besondere Unterstützung und Erleichterung, die mobile Pflegedienste leisten können. Pflegebedürftigkeit kennt keine sozialen, beruflichen oder bildungstechnischen Grenzen. Sie kann jeden treffen und bringt vielfältige Herausforderungen mit sich.

Worum es nicht geht

Werden Eltern pflegebedürftig, geht es nicht darum, die Eltern einfach abzuschieben und die Verantwortung loszuwerden. Die Pflege unserer Eltern ist mehr als nur eine Aufgabe, die erfüllt werden muss – in vielen Fällen ist es eine Verbindung bis in unsere Kindheit, manchmal auch eine Aufarbeitung. Es ist eine innere Verpflichtung, die im günstigsten Fall auf Liebe, Fürsorge, Anerkennung, jedoch auch auf offenen Fragen basiert. Auf dieser Reise der Pflege steht nicht die Absicht im

Vordergrund, sich der Verantwortung zu entziehen. Ganz im Gegenteil: Es geht darum, Wege zu finden, wie man trotz aller eigenen Herausforderungen für die Eltern da sein kann, ohne dabei die eigene Lebensqualität, Familie, Karriere, Freunde und Gesundheit zu vernachlässigen.

Es geht auch nicht um billige Pflege oder Pflege ohne Qualität. Die Bedürfnisse unserer Eltern verdienen höchste Aufmerksamkeit und eine Pflege, die auf Respekt und Würde basiert. Qualität in der Pflege bedeutet, neben den physischen auch die emotionalen Aspekte der Betreuung zu berücksichtigen. Es ist unser Ziel als Kinder, gemeinsam herauszufinden, wie wir eine qualitativ hochwertige Pflege gewährleisten können, die den individuellen Bedürfnissen unserer Eltern gerecht wird. Jeder Pflegefall ist einzigartig, genau wie die Menschen, die sich darum kümmern. Diese Reise zielt darauf ab, individuelle Lösungen zu entwickeln, die auf die spezifischen Bedürfnisse und Wünsche der Familie zugeschnitten sind. So kann eine Pflegesituation geschaffen werden, die sowohl den Eltern als auch den pflegenden Angehörigen gerecht wird.

Es geht um gemeinsame Entscheidungen und geteilte Verantwortung. Es ist ein Weg, auf dem wir lernen, wie wir für unsere Eltern sorgen können, ohne dabei uns selbst oder unsere Familien zu vernachlässigen. Ziel ist es, eine Balance zu finden, die es ermöglicht, liebevolle Pflege zu gewährleisten, ohne die eigenen Bedürfnisse aus den Augen zu verlieren.

Wichtige Aspekte bei der Pflege

1. Bedarf und Ressourcen ermitteln

Zunächst einmal beginnst du mit einer sorgfältigen Bedarfsanalyse, um die individuellen Anforderungen deiner Eltern zu verstehen.

Praktische Vorschläge: Nimm dir Zeit für Gespräche mit deinen Eltern, informiere dich über ihre Alltagsroutinen und berate dich mit ihren Ärzten für die Planung der alltäglichen Unterstützung. Es gibt viele Freistellungsmöglichkeiten bei Arbeitgebern zur Überbrückung der Pflegeorganisation.

Diese Überbrückung kann für die Anfangszeit mit 10 Tagen eine **„kurzzeitige Arbeitsverhinderung"** sein, die du übrigens nicht am Stück nehmen musst, und im Anschluss für sechs Monate die „Pflegezeit" sein. Die Pflegezeit kannst du bis zu 24 Monate mit der „Familienpflegezeit" ausweiten. Für die Zeit der „kurzzeitigen Arbeitsverhinderung" kannst du, sofern dein Arbeitgeber keine Lohnfortzahlung anbietet, bei der Pflegekasse des Pflegebedürftigen „Pflegeunterstützungsgeld" beantragen. Die anschließende Pflegezeit wird in den meisten Fälle finanziell nicht ausgeglichen. Hier hast du z.B. die Möglichkeit, dir beim Bundesamt für Familie und zivilgesellschaftliche Aufgaben (BAFzA) ein zinsloses Darlehen zu holen. Vor allem aber solltest du bei der Rentenversicherung einen Antrag auf zusätzliche Rentenpunkte stellen. Hierzu beraten wir dich gerne. Nimm die für dich kostenlose Pflegeberatung bei mir in Anspruch und beantrage bei der

Pflegekasse des Pflegebedürftigen umgehend eine Pflegegradeinstufung, die durch den Medizinischen Dienst der Krankenkasse (MDK) durch ein Gutachtengespräch mit dir - wenn möglich sogar noch mit einer Fachkraft deines Vertrauens - und deinen Eltern vorgenommen wird. Organisiere z.B. Essen auf Rädern, einen Hausnotruf, Medikamente, Hilfsmittel uvm.

Tipp: Sollte dein Antrag auf eine Pflegegradeinstufung abgelehnt werden, gehe bitte innerhalb von vier Wochen schriftlich in den Widerspruch. Oftmals werden Entscheidungen revidiert. Auch hier habe ich mit meinem Pflegedienst ausreichend Erfahrungen sammeln können und bin ein starker Partner an deiner Seite.

2. Qualifiziertes Personal, professionelle Hilfe

Stelle sicher, dass kompetentes und einfühlsames Pflegepersonal die Betreuung übernimmt, sofern du das nicht selbst stemmen kannst.

Praktische Vorschläge: Führe Vorstellungsgespräche mit Pflegekräften, prüfe deren Qualifikationen, hole Referenzen ein und beziehe die Eltern aktiv in den Auswahlprozess mit ein. Besuche Pflegedienste, Pflegeheime, Tagespflegeeinrichtungen und prüfe ihre Dienstleistungen.

3. Finanzielle Unterstützung und Zuschüsse

Erkundige Dich, welche finanzielle Unterstützung, Leistungen und Pflegegelder du erhalten kannst. Stelle die erforderlichen Anträge bei den Ämtern. Auch hier kürzt eine ausführliche

Beratung viele Umwege ab und hilft, deine Rechte in Geld umzusetzen.

4. Relevante Dokumente sammeln

Beschaffe und organisiere alle wichtigen Dokumente wie medizinische Aufzeichnungen (Hausarzt, Facharzt und Krankenhaus), Versicherungsunterlagen und Vollmachten, Ausweiskopien, Rentenbescheide, Betreuungsausweise, uvm.

5. Klare Kommunikation mit der Familie

Etabliere eine klare und offene Kommunikation mit den anderen Familienmitgliedern, um Unterstützung zu organisieren und Aufgaben zu koordinieren. Übernimm nicht alles allein!

Praktische Vorschläge: Nutze digitale Plattformen für regelmäßige Updates (WhatsApp, Telegram, Emails uvm.), teile wichtige Informationen, wie Änderungen und Arztbesuche schriftlich mit und plane monatliche Treffen, um den Pflegeverlauf zu besprechen. Deine Eltern werden sich über den Besuch der Familie bestimmt freuen. Besuche Informationsveranstaltungen zu Pflegethemen mit allen Beteiligten deiner Familie.

6. Zeitmanagement

Das Zeitmanagement in der Pflegesituation ist wohl eine der wichtigsten Herangehensweisen, um den Alltag und die neue Lebenssituation bestmöglich zu organisieren.

Hier sind einige Möglichkeiten:

Priorisiere Aufgaben: Identifiziere die wichtigsten Aufgaben und Prioritäten für den Tag. Lege klare Schwerpunkte fest, um den Fokus zu behalten.

Erstelle einen Zeitplan: Plane den Tag im Voraus und stelle einen Zeitplan auf. Berücksichtige dabei sowohl Pflegeverpflichtungen als auch eigene berufliche und familiäre Verpflichtungen.

Delegiere Aufgaben: Wenn möglich, teile Aufgaben mit anderen Familienmitgliedern oder externen Pflegekräften. Delegiere, um Zeit für andere Verpflichtungen im Job, der Familie oder deiner Freizeit zu schaffen. Und ja, deine Freizeit ist wichtig, auch wenn der Druck groß sein kann. Wenn du zusammenklappst, haben auch deine Eltern keine Unterstützung mehr durch dich.

7. Psychosoziale Unterstützung

Berücksichtige nicht nur die physischen, sondern auch die psychosozialen Bedürfnisse. Was heißt das genau?

Praktische Vorschläge: Organisiere regelmäßige Treffen mit Psychologen oder Sozialarbeitern, plane Aktivitäten für soziale Interaktionen und berate dich mit Experten über deine emotionale Unterstützung und die deiner Eltern. Besuche gemeinsam mit anderen an der Pflege beteiligten Familienmitgliedern Veranstaltungen für pflegende Angehörige. Lass Dich für die Planung und Begleitung der Pflege deiner

Eltern professionell unterstützen. Mit professioneller Hilfe kommst du schneller ans Ziel, bist nicht so ausgebrannt und hast das Gefühl der Machbarkeit.

„Die schwierigste Zeit in unserem Leben ist die beste Gelegenheit, innere Stärke zu entwickeln.“ (Dalai Lama)

Grundlegendes zum Thema Pflegegrad

Voraussetzung für den Erhalt von Pflegeleistungen ist ein anerkannter Pflegegrad (früher Pflegestufe). Während der Begutachtung des Medizinischen Dienstes der Krankenkassen (MDK) werden die Pflegebedürftigkeit und der individuelle Pflegeaufwand des Pflegebedürftigen untersucht.

Dabei definiert ein spezielles Punktsystem, welchen der fünf Pflegegrade der Pflegebedürftige erhält. Je nach Grad der Pflegebedürftigkeit ist die Höhe sowie der Umfang der möglichen Leistungen in der Pflege festgelegt. Für die Pflege, die du leistest, bekommt der Pflegebedürftige von seiner Pflegekasse „Pflegegeld“, welches er unbedingt an dich weiterreichen soll, denn du hast Kosten und Aufwand. Für den Einsatz von Fachpersonal bekommt der Pflegebedürftige „Pflegesachleistungen“, also Geld für professionelle Pflegekräfte wie z.B. den Pflegedienst.

Pflegegrade: ein kurzer Überblick (Stand November 2023)

Die Einstufung der Pflegegrade erfolgt durch den MDK auf Antrag der Pflegebedürftigen bei ihrer Kranken- und

Pflegekasse. Beträge und Vorschriften werden regelmäßig gesetzlich angepasst.

Pflegegrad 1: Geringe Beeinträchtigung (ehemals Pflegestufe 0). Leistungen bei körperlicher Beeinträchtigung oder Demenz im frühen Stadium.

- Kein Anspruch auf Zahlung von Pflegegeld
- Entlastungsbetrag: 125 Euro monatlich (bei häuslicher Pflege und nur für Fachpersonal)
- Teilstationäre und stationäre Pflege: Keine Leistungen

Pflegegrad 2: Erhebliche Beeinträchtigung. Leistungen bei mittelschwerer Beeinträchtigung.

- Pflegegeld: 316 Euro monatlich (bei häuslicher Pflege durch Angehörige)
- Pflegesachleistung: 724 Euro (nur beim Einsatz für zugelassene Pflegefachkräfte)
- Tages- oder Nachtpflege: 689 Euro monatlich
- Kurzzeitpflege: 1.774 Euro
- Entlastungsbetrag: 125 Euro monatlich (nur für zugelassene Haushaltshilfe oder Pflegedienst)

Pflegegrad 3: Schwere Beeinträchtigung. Leistungen bei schwerer Beeinträchtigung.

- Pflegegeld: 545 Euro monatlich (bei häuslicher Pflege)
- Pflegesachleistung: 1.363 Euro (nur beim Einsatz für zugelassene Pflegefachkräfte)

- Tages- oder Nachtpflege: 1.298 Euro monatlich
- Verhinderungspflege: 1.612 Euro
- Entlastungsbetrag: 125 Euro monatlich (nur für zugelassene Haushaltshilfe oder Pflegedienst)

Pflegegrad 4: Schwerste Beeinträchtigung. Leistungen bei schwerster Beeinträchtigung.

- Pflegegeld: 728 Euro monatlich (bei häuslicher Pflege)
- Pflegesachleistung: 1.693 Euro (nur beim Einsatz für zugelassene Pflegefachkräfte)
    - Tages- oder Nachtpflege: 1.612 Euro monatlich
- Verhinderungspflege: 1.612 Euro
- Kurzzeitpflege: 1.774 Euro
- Entlastungsbetrag: 125 Euro monatlich (nur für zugelassene Haushaltshilfe oder Pflegedienst)

Pflegegrad 5: Schwerste Beeinträchtigung mit besonderen Anforderungen an die pflegerische Versorgung. Leistungen bei schwerster Beeinträchtigung und außergewöhnlich hohem Hilfebedarf.

- Pflegegeld: 901 Euro monatlich (bei häuslicher Pflege)
- Pflegesachleistung: 2.095 Euro (nur beim Einsatz für zugelassene Pflegefachkräfte)
- Tages- oder Nachtpflege: 1.995 Euro monatlich
- Verhinderungspflege: 1.612 Euro
- Kurzzeitpflege: 1.774 Euro

- Entlastungsbetrag: 125 Euro monatlich (nur für zugelassene Haushaltshilfe oder Pflegedienst)

Unterschiedliche Möglichkeiten der Pflege

Ich möchte hier noch kurz die unterschiedlichen Möglichkeiten der Pflegearten aufzeigen.

Was ist häusliche Pflege? Bei der häuslichen Pflege wird die pflegebedürftige Person in ihrem häuslichen Umfeld gepflegt. Die Pflege kann durch Angehörige oder eine vertraute Privatperson durchgeführt werden. Pflege im häuslichen Umfeld ist für Pflegebedürftige oft eine gute Lösung. Hierfür kann z.B. das Pflegegeld beantragt werden.

Was ist ambulante Pflege? Bei der ambulanten Pflege werden die Versorgung und Beschäftigung der Pflegebedürftigen tagsüber durch professionelle Pflegeeinrichtungen und Pflegedienste sichergestellt. Ambulante Pflege ist eine Möglichkeit für alle, die die tägliche Versorgung nicht leisten können. Angehörige werden entlastet und eine professionelle Pflege ist sichergestellt. Zeitgleich können die Pflegebedürftigen in ihren eigenen vier Wänden wohnen bleiben. Wenn die ambulante Pflege an ihre Grenzen stößt, aus gesundheitlichen Gründen der Pflegeperson, dann ist es manchmal nötig von der ambulanten Pflege auf die stationäre Pflege zu wechseln.

Was ist stationäre Pflege? Bei der stationären Pflege wird die pflegebedürftige Person in einer voll-stationären Einrichtung rundum versorgt. Die Pflege ist z.B. in einem Pflegeheim, betreuten Wohnanlagen oder einer Behinderteneinrichtung möglich.

Was ist Verhinderungspflege? Benötigt die private Pflegeperson Urlaub oder ist sie durch Krankheit vorübergehend an der Pflege gehindert, übernimmt die Pflegekasse die Kosten einer Ersatzpflege. Dies nennt man „Verhinderungspflege" und kann durch einen ambulanten Pflegedienst, durch Einzelpflegekräfte oder ehrenamtliche Pflegende - wie z.B. (ungelernte) Bekannte oder Freunde der Familie - erfolgen. Für die Verhinderungspflege stehen im Jahr 1.612 Euro zur Verfügung, allerdings nur für Pflegegrad 2 bis 5, und das für insgesamt sechs Wochen. Wird diese Unterstützung nicht in Anspruch genommen, kann dies nicht ins nächste Kalenderjahr mitgenommen werden. Daher ist es sinnvoll, sie auch zu nutzen und gegebenenfalls mit der Kurzzeitpflege zu kombinieren.

Was ist Kurzzeitpflege? Viele Pflegebedürftige sind nur für eine begrenzte Zeit auf vollstationäre Pflege angewiesen, insbesondere zur Bewältigung von Krisensituationen bei der häuslichen Pflege oder übergangsweise im Anschluss an einen Krankenhausaufenthalt. Für die Kurzzeitpflege in vollstationären Einrichtungen stehen dem Pflegebedürftigen 1.774 Euro pro Jahr zu, auch hier nur bei Pflegegrad 2 bis 5. Dies gilt für einen Zeitraum von bis zu acht Wochen.

Pflegehilfsmittel: Der Begriff „Pflegehilfsmittel" umfasst Geräte und Sachmittel, die zur häuslichen Pflege notwendig sind, diese erleichtern oder dazu beitragen, die Beschwerden der pflegebedürftigen Person zu lindern. Technische Pflegehilfsmittel werden in erster Linie verliehen oder gegen eine Zuzahlung zur Verfügung gestellt. Die Kosten für Verbrauchsprodukte in Höhe von bis zu 40 Euro pro Monat werden von der Pflegekasse erstattet. Dazu gehören zum Beispiel Einmalhandschuhe oder Betteinlagen. Dies betrifft die Pflegestufen 1 bis 5.

Tipp: Deswegen solltest du alle Quittungen sammeln und aufheben und für Geräte die Anträge auf Kostenübernahme VOR der Besorgung bei der Pflegekasse stellen.

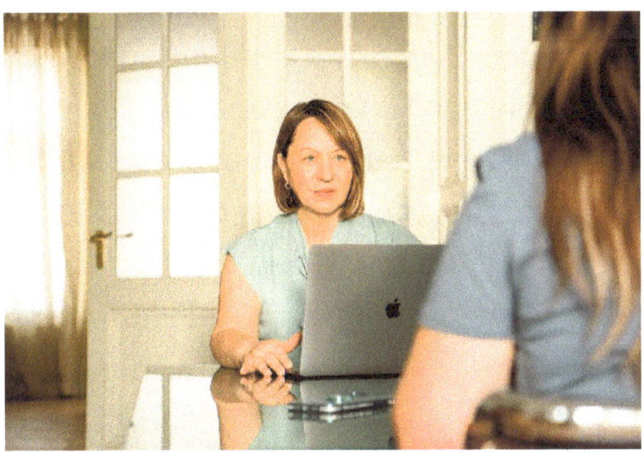

(Foto: Grit Arndt)

Mein Angebot für Dich

Ich weiß, wie überwältigend die plötzliche Pflegebedürftigkeit deiner Eltern sein kann. Egal, ob es sich um die Einstufung in einen Pflegegrad handelt, das Stellen von Anträgen, die Besorgung von Hilfsmitteln, Medikamenten oder der Fragestellung, ob du einen Pflegedienst in Anspruch nehmen willst oder sogar ein Pflegeheim benötigst, das Gefühl der Unsicherheit und Hilflosigkeit überschwappt erst einmal jeden und ist absolut nachvollziehbar. Nun die gute Nachricht: Du musst das nicht alleine durchstehen.

In unserer Beratung gehen wir auf deine individuellen Bedürfnisse und Fragen ein, mit Fachkompetenz und 25-jähriger Erfahrung. Gerade die sehr umfangreichen Anträge beherbergen große Stolperfallen und sollten nicht alleine ohne professionelle Hilfe ausgefüllt werden, da die Ablehnungsquote ohnehin schon hoch ist. Mit unserem effizienten Angebot der Unterstützung und Schulung helfen wir dir, den Aufwand für die Organisation der Pflege zu reduzieren und mehr Zeit für deine Arbeit, Familie und Freunde zu haben. Eine professionelle Unterstützung minimiert den Stress und ermöglicht es dir als Angehörige/n, dich auf deine eigenen Verpflichtungen und Bedürfnisse zu konzentrieren. Unser kostenfreies Erstgespräch ist der erste Schritt in Richtung Klarheit und Unterstützung. Wir sind hier, um deine Fragen zu beantworten, dir Lösungen aufzuzeigen und dir das Gefühl der Machbarkeit zu vermitteln.

Mach den ersten Schritt, um die Pflege deiner Eltern leichter zu organisieren und Hürden zu meistern. Besuche unsere Internetseite für weitere Informationen und melde dich für ein kostenfreies Erstgespräch an.

„MUT bedeutet nicht, keine Angst zu haben, sondern die Angst zu überwinden“ (Unbekannt)

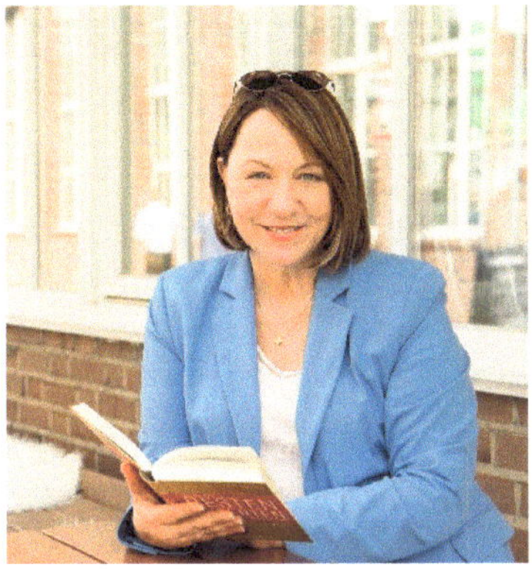

Über die Autorin

Grit Arndt ist Unternehmerin, Managerin und Krankenschwester sowie Autorin und Rednerin. Sie unterstützt Menschen dabei, die Pflege ihrer Eltern stressfrei und liebevoll zu organisieren und zu gestalten und sich im Pflegedschungel mit Anträgen und Bürokratie zurechtzufinden.

Seit über 25 Jahren ist Grit Arndt leitende Inhaberin eines 20-köpfigen Pflegedienstes, der sich leidenschaftlich um die Bedürfnisse älterer Menschen kümmert. Sie baute in den letzten Jahren über 12 Firmen auf, die sich der Gesundheit und Pflege ältere Menschen widmen. Ihr Weg begann mit einer Ausbildung zur Krankenschwester und später zur Pflegedienstleitung. Zusätzlich begann sie ein Medizinstudium, welches ihre bereits fundierten medizinischen und rechtlichen Kenntnisse vertiefte.

In den letzten 25 Jahren hat sie über 3.000 Familien bei der Pflege ihrer Angehörigen begleitet und unzählige

Herausforderungen gemeistert. Die vielen sichtbaren und unsichtbaren Hürden, die Angehörige in der Pflege ihrer Eltern erleben, sind ihr bestens vertraut. Diese Erfahrungen erlauben ihr, sich noch tiefer in die Lage und Bedürfnisse pflegender Angehöriger hineinzuversetzen. Sie weiß, wie es sich anfühlt, plötzlich mit der Pflegebedürftigkeit der eigenen Eltern konfrontiert zu werden. Die Unsicherheit, die fehlende Zeit und das Gefühl, dass man all dem nicht gewachsen ist – all das ist ihr bestens bekannt. Aber sie weiß auch, dass es immer Lösungen gibt.

„Auch der längste Marsch beginnt mit dem ersten Schritt.“
(Unbekannt)

Webseite: http://ratgeber-pflege.com/

SCAN ME

Über die Herausgeberin

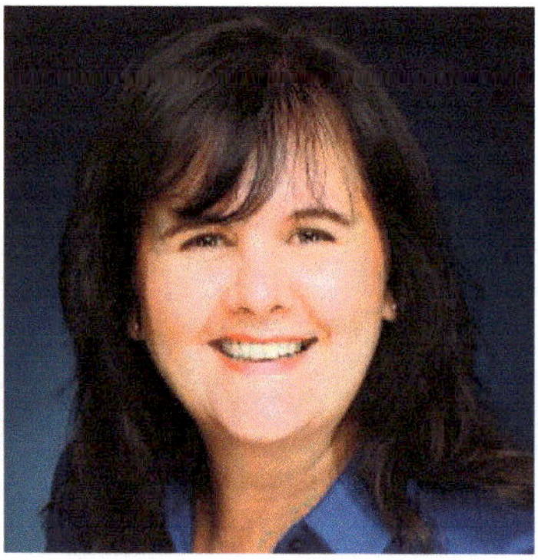

Bettina Behrens ist Unternehmerin, Unternehmensberaterin und Expertin für Smart Sales – das smarte online Verkaufen. **Ihr Motto: „Mache es einfach, unkompliziert & mit viel Freude“.**

Sie unterstützt ihre Kundinnen & Kunden mit ihren Workshops, Coachings und Online-Kongressen. Bettina lebt im Sauerland & in Bielefeld, von wo aus sie neue Online-Aktionen für ihre Online-Kongress Community kreiert.

Website: www.bettina-behrens.com

SCAN ME

Copyright und Haftungsausschluss

HAFTUNGSAUSSCHLUSS: Alle Angaben und Daten nach bestem Wissen, jedoch ohne Gewähr für Vollständigkeit oder Richtigkeit. Dieses Buch ist gestaltet, um Informationen in Bezug auf die jeweiligen Themen weiterzugeben. Es ist Zweck dieses Buches zu unterhalten und weiterzubilden. Es wird unter der Voraussetzung verkauft, dass weder die Autorinnen noch die Herausgeberin eine medizinische oder psychologische Beratung durchführen.

Dieses Buch enthält Links zu Seiten im Internet, die im Juni 2023 sorgfältig geprüft wurden. Weder die Herausgeberin noch die Autorinnen haben Einfluss auf alle Inhalte der verlinkten Seiten. Ausschließlich der Anbieter der verlinkten Seite haftet für deren Inhalte. Diese Erklärung gilt für alle verlinkten Seiten in diesem Buch. Weder die Herausgeberin noch die Autorinnen haften für Fehler oder Schäden, die direkt oder indirekt durch dieses Buch verursacht werden.

Printed in Poland
by Amazon Fulfillment
Poland Sp. z o.o., Wrocław

29541128R00087